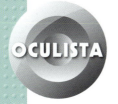 編集企画にあたって…

　1990年頃までの日本のコンタクトレンズ市場は，PMMA素材のハードコンタクトレンズ，低含水のHEMA素材のソフトコンタクトレンズが主流であったが，その後，ガス透過性素材のハードコンタクトレンズが登場し，ソフトコンタクトレンズも中含水，高含水，さらにはシリコンハイドロゲルと，次々と酸素透過性の高い製品が登場してきた．その一方で，近年，視力補正目的ではない，ファッション目的のカラーコンタクトレンズが流通し，その多くは低含水性HEMA素材を使用しており，コンタクトレンズトラブルも少なくなく，大きな問題となっている．

　以前の素材のコンタクトレンズは酸素透過性が低く，コンタクトレンズ眼障害も酸素不足に起因するものが多かったが，近年のカラーではない透明なコンタクトレンズに関しては，ハードコンタクトレンズもソフトコンタクトレンズも酸素供給は十分であり，酸素不足に起因するコンタクトレンズ眼障害は減少し，レンズ汚れ，乾燥，レンズケアなど他の要因に関連するものが増えている．その一方で，多くのカラーコンタクトレンズ眼障害は低含水性HEMA素材のカラーコンタクトレンズ装用者に発症している．低含水性HEMA素材のカラーコンタクトレンズは酸素透過性が低いだけではなく，色素の印刷も粗悪で，ベースカーブもタイトなものが多い．当然，酸素不足による眼障害の発症が多いだけではなく，色素や露出やタイトフィッティングによる機械的障害を引き起こしている．酸素不足に機械的な障害が伴うことによって発症している，あるいは，重症化している眼障害もある．

　今回の特集では，コンタクトレンズトラブルシューティングに焦点を絞り，コンタクトレンズに関する経験が豊富で，学会でご活躍中の眼科医の各先生方に執筆をいただいた．日本のコンタクトレンズの歴史も70年近くになり，コンタクトレンズトラブルも徐々に変わってきている．現時点のコンタクトレンズトラブルに焦点を当て，松澤亜紀子先生，月山純子先生にはカラーコンタクトレンズのトラブル，稲田紀子先生，湖﨑 亮先生，東原尚代先生，山岸景子先生にはソフトコンタクトレンズのトラブル，鈴木 崇先生にはソフトコンタクトレンズ，ハードコンタクトレンズ共通の課題であるコンタクトレンズ関連角膜感染症，柿栖康二先生，柳井亮二先生，山口昌大先生にはハードコンタクトレンズのトラブルに関して執筆をお願いした．

2019年3月

糸井素純

KEY WORDS INDEX

和　文

あ, か

アカントアメーバ • 45
アレルギー性結膜炎 • 37
エッジ圧痕 • 56
オルソケラトロジー • 56
角膜炎 • 45
角膜炎症性病変 • 16
角膜潰瘍 • 1
角膜上皮障害 • 1, 61
角膜浸潤 • 1, 16
角膜変形 • 21
カラーコンタクトレンズ
　• 1, 9, 21, 27
機械的ストレス • 51
巨大乳頭結膜炎 • 37
抗菌薬 • 45
コンタクトトラブル • 61
コンタクトレンズ関連乳頭結膜炎
　• 37
コンタクトレンズケア 37, 61
コンプライアンス • 9

さ, た

3 時-9 時の角結膜上皮障害 • 51
酸素透過性 • 9
色素 • 1
シリコーンハイドロゲルレンズ
　• 27, 37
水分蒸発 • 16
ステロイド • 45
前眼部 OCT • 21
ソフトコンタクトレンズ • 16, 21
ソフトコンタクトレンズの汚れ
　• 16
タイトフィッティング • 9
弾性率 • 27
低含水性 HEMA • 9, 21
点状表層角膜炎 • 51

は, ら

ハードコンタクトレンズ • 51
ハードコンタクトレンズによる
　角膜変形 • 56
ハイドロゲルレンズ • 37
非感染性 • 16
緑膿菌 • 45
涙液メニスカス • 51
レンズ固着 • 56
連続装用 • 56

欧　文

A, C

acanthamoeba • 45
allergic conjunctivitis • 37
anterior-segment optical
　coherence tomography • 21
antibiotics • 45
CLPC • 37
color contact lens • 9, 21
colored cosmetic contact
　lenses • 1
compliance • 9
complication of HCL wearing
　• 61
contact lens care • 37, 61
contact lens-induced papillary
　conjunctivitis • 37
corneal epithelial defect • 61
corneal epithelial disorder • 1
corneal infiltration • 1, 16
corneal inflammatory event
　• 16
corneal ulcer • 1
cosmetic color contact
　lenses • 27

D, E, G

dirt on SCL • 16
edge imprint • 56
epithelial spilitting • 27
extended wear • 56

giant papillary conjunctivitis
　• 37
GPC • 37

H, K, L

hard contact lens • 51
hard contact lens induced
　corneal warpage • 56
hydrogel contact lenses • 37
hydroxyethyl methacrylate • 21
keratitis • 45
lens adherence • 56
low water content HEMA • 9

M, N, O

mechanical stress • 51
modulus • 27
moisture evaporation • 16
non-infectious • 16
orthokeratology • 56
oxygen permeability • 9

P, S

pigment • 1
Pseudomonas aeruginosa • 45
SCL • 16
SEALs • 27
SHCL • 37
silicone hydrogel contact
　lenses • 27, 37
soft contact lens • 16, 21
SPK • 51
steroid • 45
superficial punctate keratitis
　• 51
superior epithelial arcuate
　lesions • 27

T, W

tear meniscus • 51
3 and 9 o'clock staining • 51
tight fitting • 9
warpage • 21

WRITERS FILE
(50音順)

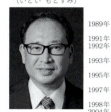

糸井 素純
(いとい もとずみ)

1984年 順天堂大学卒業
1988年 京都府立医科大学大学院修了，医学博士取得
京都府立与謝の海病院眼科，医員
1989年 大津市民病院眼科，部長
1991年 順天堂大学眼科，助手
1992年 豪州ニューサウスウェールズ大学留学
1993年 米国ロチェスター大学留学
1995年 東京警察病院眼科，副医長
1997年 順天堂大学眼科，非常勤講師
1998年 糸井眼科医院，院長
2004年 医療法人社団松六会，理事長
2006年 医療法人社団松六会道玄糸井眼科医院，院長

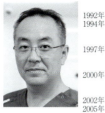

湖﨑 亮
(こさき りょう)

1991年 近畿大学卒業
大阪大学眼科入局
同大学附属病院，研修医
1992年 松山赤十字病院
1994年 国立大阪病院(現 国立病院機構大阪医療センター)
1997年 大阪厚生年金病院眼科，医長(現 JCHO大阪病院)
2000年 米国カリフォルニア大学サンフランシスコ校眼科留学
2002年 日生病院眼科，医長
2005年 同，副部長
2007年 医療法人湖崎会湖崎眼科，副院長
2008年 大阪大学医学博士取得

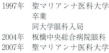

松澤 亜紀子
(まつざわ あきこ)

1997年 聖マリアンナ医科大学卒業
同大学眼科入局
2004年 板橋中央総合病院眼科
2007年 聖マリアンナ医科大学眼科，助教
2015年 同，講師
2016年 川崎市立多摩病院眼科，副部長

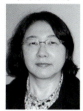

稲田 紀子
(いなだ のりこ)

1988年 日本大学卒業
同大学眼科入局
2008年 同，助教
2013年 同，診療准教授
2017年 東松山市立市民病院眼科，部長
日本大学医学部視覚科学系眼科学分野，兼任講師

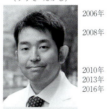

鈴木 崇
(すずき たかし)

1999年 愛媛大学卒業
2002年 岐阜大学大学院病原体制御学，研究生
2006年 愛媛大学大学院医学研究科修了
2008年 米国 Harvard Medical School, Schepens Eye Research Institute 留学
2010年 愛媛大学眼科，助教
2013年 同，講師
2016年 Singapore National Eye Centre 留学
いしづち眼科，院長
東邦病院医療センター大森病院眼疾患先端治療学寄附講座，准教授

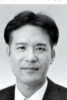

柳井 亮二
(やない りょうじ)

1997年 山口大学卒業
同大学眼科入局
2002年 同，助手
2003年 同大学大学院医学系研究科，医学博士
下関市立豊田中央病院眼科，医長
2007年 山口大学大学院医学系研究科眼科学，助教
2010年 同，講師
2011年 米国ハーバード大学眼科耳鼻科病院，研究員
2013年 山口大学大学院医学系研究科眼科学，講師
2015年 同大学医学部附属病院，講師

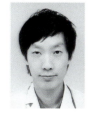

柿栖 康二
(かきす こうじ)

2007年 東邦大学卒業
2009年 同大学医療センター大森病院眼科入局
2014年 同大学大学院医学研究科博士課程修了
2015年 同大学医療センター大森病院眼科，シニアレジデント
2016年 東京歯科大学市川総合病院眼科，助教
2018年 東邦大学医療センター大森病院眼科，助教

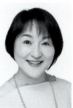

月山 純子
(つきやま じゅんこ)

1995年 近畿大学卒業
同大学眼科入局
2001年 医学博士，医療法人宝生会PL病院眼科，医長
2004年 社会医療法人博寿会山本病院眼科，医長
近畿大学眼科，非常勤講師(CL外来担当)

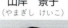
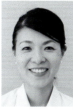

山岸 景子
(やまぎし けいこ)

2001年 京都府立医科大学卒業
同大学眼科入局
2010年～ 同，円錐角膜外来担当
2012年 西陣病院眼科，医長
2016年 祐生会みどりヶ丘病院眼科，医長
2018年 かしはら山岸眼科クリニック，副院長

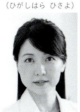

東原 尚代
(ひがしはら ひさよ)

1999年 関西医科大学卒業
京都府立医科大学眼科入局
2000年 バプテスト眼科クリニック，医員(京都府立医科大学CL外来担当)
2003年 京都府立医科大学視覚機能再生外科学大学院(同大学院円錐角膜外来担当)
2007年 愛生会山科病院眼科，医長
2009年 京都府立医科大学眼科，後期専攻医
2011年 ひがしはら内科眼科クリニック副院長，医学博士
京都府立医科大学眼科，客員講師(CL・円錐角膜外来担当)

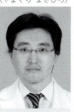

山口 昌大
(やまぐち まさひろ)

2000年 慶應義塾大学総合政策学部卒業
2005年 金沢医科大学医学部卒業
順天堂大学医学部附属病院，初期臨床研修医
2007年 同大学大学院医学研究科眼科学入学
2008年 先端医療振興財団 知的クラスター創成事業 再生医療研究グループ 角膜内皮再生研究チーム
2011年 順天堂大学大学院医学研究科修了
同大学眼科，助教
2012年 眼科専門医取得
2015年 順天堂大学大学院医学研究科眼科学，助教(医学部併任)
2018年 同大学眼科，准教授

コンタクトレンズトラブルシューティング

編集企画／道玄坂糸井眼科医院院長　糸井素純

SCL（カラー）

カラーコンタクトレンズによる角膜上皮障害…………………………松澤亜紀子　　*1*

カラー CL 装用に起因する角膜上皮障害について，その原因から治療方法および予防について述べる．

SCL（カラー）

カラーコンタクトレンズ装用に伴う酸素不足によるトラブル……月山　純子　　*9*

カラー CL の酸素不足による眼障害は，角結膜上皮障害，角膜血管新生，内皮障害などがあるが，低含水性 HEMA と呼ばれる素材に多く，タイトフィッティングなども関与している．

SCL

角膜浸潤………………………………………………………………稲田　紀子　　*16*

SCL に伴う角膜浸潤は，CL の長時間装用や固着に起因していることが多く，非感染性と感染性角膜炎との鑑別が重要である．

SCL

ソフトコンタクトレンズに伴う角膜変形（warpage）
……………………………………………………………………湖﨑　亮　　*21*

SCL に伴う角膜変形（warpage）は，機械的刺激や酸素不足による角膜浮腫により引き起こされる可能性があり，特に低含水性カラー CL 装用者では注意が必要である．

SCL

SEALs……………………………………………………………東原　尚代ほか　　*27*

SEALs は上方の角膜輪部に弓状に生じる角膜上皮障害である．高い弾性率あるいは強度近視のような厚い SCL で生じやすい．弾性率の低い素材へ変更して対処する．

Monthly Book OCULISTA

編集主幹／村上 晶 高橋 浩

CONTENTS

No.74 / 2019. 5 ◆目次

SCL

コンタクトレンズによる乳頭結膜炎……………………………………山岸 景子ほか　*37*

CLPC は，上眼瞼結膜の乳頭増殖の形成部位から局所型か全体型かを診断する．治療は抗アレルギー
点眼液と，局所型は CL 種類の変更を，全体型はレンズケアの見直しを行う．

SCL, HCL

コンタクトレンズ関連角膜感染症………………………………………鈴木　崇　*45*

CL 装用者の角膜感染症の予防，解決には CL ケアの徹底や適切な CL 装用の指導に加えて，角膜感染
症の初期所見を見逃さないことが重要である．

HCL

3 時-9 時の角結膜上皮障害………………………………………………柿栖 康二　*51*

3 時-9 時の角結膜上皮障害は，原因によりベベル幅が異なるため診断のポイントとなる．対策は原因
毎に対する HCL の適切な処方が重要である．

HCL

ハードコンタクトレンズの固着…………………………………………柳井 亮二　*56*

HCL の固着自体は重篤な合併症ではないが，ドライアイや瞬目の不足，レンズフィッティングの不良
などにより生じるため，原因に応じた適切な対応が求められる．

HCL

ハードコンタクトレンズ後面の膜状汚れによる角膜上皮障害……山口 昌大　*61*

HCL 後面の膜汚れに起因する角膜上皮障害の所見，また，対策としてレンズ後面のこすり洗い，2 液
タイプのつけおき洗浄システムの併用が予防策となる．

- Key words index………………………………前付 *2*
- Writers File…………………………………前付 *3*
- FAX 専用注文書………………………………　*71*
- バックナンバー 一覧………………………　*73*
- MB OCULISTA 次号予告……………………　*74*

「OCULISTA」とはイタリア語で眼科医を意味します．

前付 *5*

Monthly Book OCULISTA
創刊5周年記念書籍

最新刊

すぐに役立つ 眼科日常診療のポイント
―私はこうしている―

■編集 大橋裕一(愛媛大学学長)／村上　晶(順天堂大学眼科教授)／高橋　浩(日本医科大学眼科教授)

日常診療ですぐに使える！
診療の際にぜひそばに置いておきたい一書です！

眼科疾患の治療に留まらず、基本の検査機器の使い方からよくある疾患、手こずる疾患などを豊富な図写真とともに詳述！患者さんへのインフォームドコンセントの具体例を多数掲載！
若手の先生はもちろん、熟練の先生も眼科医としての知識をアップデートできる一書！ぜひお手に取りください！

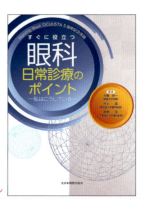

2018年10月発売　オールカラー　B5判
300頁　定価(本体価格9,500円＋税)
※Monthly Book OCULISTAの定期購読には含まれておりません

Contents

Ⅰ　外来診療における検査機器の上手な使い方
1. 視力検査（コントラスト，高次収差を含む）
2. 前眼部OCT
    ①角膜・水晶体
    ②緑内障
3. 角膜形状解析（ケラトメータも含めて）
4. 角膜内皮スペキュラー
5. 後眼部OCT
    ①眼底疾患
    ②OCT angiography
    ③緑内障
6. ハンフリー視野計とゴールドマン視野計
7. 眼圧計

Ⅱ　よくある異常―眼科外来での鑑別診断のコツ
1. 流涙症
2. 角膜混濁
3. 眼底出血
4. 飛蚊症
5. 硝子体混濁（出血を含む）
6. 視野異常・暗点
7. 眼瞼下垂・瞬目異常
8. 眼位異常
9. 複視
10. 眼球突出

Ⅲ　日常診療でよく遭遇する眼疾患のマネージメント
1. 結膜炎
2. 老視
3. 近視
4. ぶどう膜炎
5. コンタクトレンズ合併症
    ①フルオレセイン染色パターンからの診断
    ②マネージメントの実際
6. 正常眼圧緑内障の診断
7. 糖尿病網膜症
8. 黄斑浮腫
9. 眼瞼・結膜の腫瘍性病変

Ⅳ　誰もが手こずる眼疾患の治療
1. MRSA感染症
2. 強膜炎
3. 落屑症候群
4. 濾過胞機能不全
5. 網膜静脈閉塞症―CRVO/BRVO
6. 中心性漿液性脈絡網膜症（CSC）
7. 特発性脈絡膜新生血管
8. 視神経炎
9. 甲状腺眼症
10. 心因性視覚障害

Ⅴ　眼科外来で必要なインフォームドコンセント
1. 感染性結膜炎
2. 蛍光眼底撮影―FA，IA，OCT angiography
3. 外来小手術―霰粒腫・麦粒腫切開，翼状片
4. 小児眼科―先天鼻涙管閉塞、弱視治療について
5. 日帰り白内障手術
6. 眼内レンズ選択（度数・多焦点など）
7. 網膜光凝固・YAGレーザー
8. 眼局所注射
9. コンタクトレンズ処方（レンズケアを含む）
10. サプリメント処方

全日本病院出版会
〒113-0033　東京都文京区本郷3-16-4　Tel:03-5689-5989
http://www.zenniti.com　Fax:03-5689-8030

特集/コンタクトレンズトラブルシューティング

SCL(カラー)

カラーコンタクトレンズによる角膜上皮障害

松澤亜紀子*

Key Words : カラーコンタクトレンズ(colored cosmetic contact lenses), 角膜上皮障害(corneal epithelial disorder), 角膜浸潤(corneal infiltration), 角膜潰瘍(corneal ulcer), 色素(pigment)

Abstract : カラーコンタクトレンズの装用に伴う角膜上皮障害には, 点状表層角膜炎や角膜浸潤, 角膜潰瘍など数日の装用中止で軽快する軽微なものから視力障害が残ってしまうような重篤な眼障害も含めて透明なコンタクトレンズを装用した際と同じような眼障害が認められる. しかし, カラーコンタクトレンズ装用に伴う眼障害患者の中にはレンズ装用に対する知識が乏しいなどの問題もあり, 患者との信頼関係を構築し治療の必要性を認識させることが治療の第一歩となることがある. また, 眼障害の原因として, カラーコンタクトレンズ自体の問題や装用方法, レンズケアにおけるコンプライアンスが不良など, カラーコンタクトレンズ特有の問題が関与している場合もある. そのため, カラーコンタクトレンズ特有の問題点を把握し, 治療と並行し再発防止対策についても考えていくことが重要である.

はじめに

2009年に医薬品医療機器法(旧称:薬事法)の改正により, 非視力補正用(度なし)も含めてすべてのカラーコンタクトレンズ(以下, カラーCL)が高度管理医療機器として人工透析器や人工呼吸器などと同様に扱われるようになった. しかし, 現在でもカラーCLは街中のドラッグストアや雑貨店において処方箋を提示することなく購入することが可能であり, 残念ながらカラーCL装用に伴う眼障害に遭遇することも減少傾向にはない. カラーCLによる眼障害に関する調査が, 日本コンタクトレンズ学会により2014年12月~2015年1月に行われた. この調査では, 2か月間で233例392眼にレンズ装用を中止する必要のある眼障害が認められた. その原因としては, 低酸素透過性, 長時間装用, 色素による凹凸, 色素の露出, 誤った洗浄方法が挙げられている[1]. 本稿では, カラーCLのレンズ自体の問題に焦点を当て, カラーCL装用に伴う角膜上皮障害について解説し対策を考えていきたい.

低酸素透過性

酸素透過性が良いシリコーンハイドロゲル(SiHy)素材のレンズは2004年に我が国で発売が開始されたが, 主に透明なレンズの素材として使用されており, SiHy素材のカラーCLは数種類が発売されているものの, 多くのカラーCLは1972年に我が国で承認された低含水性HEMA(2-hydroxyethyl methacrylate)素材のレンズである. 低含水性HEMA素材の酸素透過係数(Dk値)は約$9.5\times10^{-11}(cm^2/sec)\cdot(mlO_2/(ml\times mmHg))$である. Holdenらは, 終日装用において角膜浮腫が生じないために必要な酸素透過率(Dk/L値)は$24.1\times10^{-9}(cm/sec)\cdot(mlO_2/(ml\times mmHg))$であると報告している[2]. Dk/L値は, Dk値を平均レ

---

* Akiko MATSUZAWA, 〒214-8525 川崎市多摩区宿河原1-30-37 川崎市立多摩病院眼科, 副部長

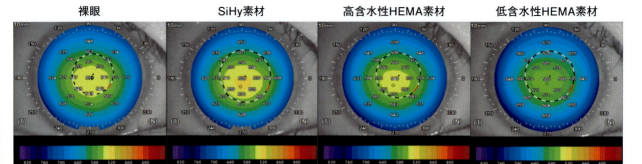

図 1. レンズ 6 時間装用後における角膜厚
SiHy 素材および高含水性 HEMA 素材,低含水性 HEMA 素材のレンズを 6 時間装用後に前眼部 OCT を用いて角膜厚を測定.中央角膜厚は,裸眼 533 μm,SiHy 528 μm,高含水性 HEMA 542 μm,低含水性 HEMA 562 μm であり,低含水性 HEMA レンズ装用により角膜浮腫が生じている.

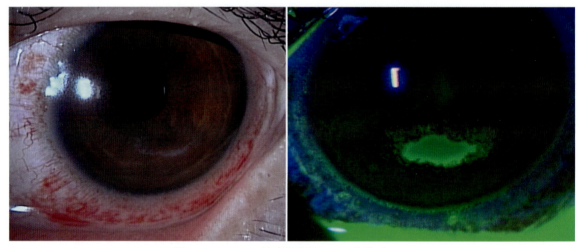

図 2. カラー CL 長時間装用による角膜びらん
1 か月定期交換カラー CL を長時間装用し,結膜下出血,角膜びらんを生じた.レンズの圧迫痕もありタイトなフィッティングであった可能性もある.

ンズ厚で割った値になるため,レンズが低含水性 HEMA 素材である場合には平均レンズ厚が約 40 μm 未満であれば安全に終日装用が可能となる計算である.現在のカラー CL の強度や製造方法などから考えて,その薄さを実現するのは困難であろう.また筆者らは,1 日使い捨ての低含水性 HEMA 素材のカラー CL および SiHy 素材の透明なレンズ,高含水性 HEMA 素材の透明なレンズを装用させ,6 時間後の角膜浮腫について検討を行った(図 1).低含水性 HEMA レンズでは,6 時間装用しただけでも約 4.5% の角膜浮腫が生じており,低含水性 HEMA 素材のカラー CL を長時間装用することにより低酸素透過性に起因する眼障害を生じる可能性があるため注意が必要である.

急性の低酸素負荷では,角膜上皮浮腫や点状表層角膜炎,角膜びらん(図 2)を生じるだけでなくタイトジャンクションの障害から角膜上皮バリアー機能も低下する(図 3).また,角膜上皮障害は伴わないものの低酸素透過性のカラー CL を長時間装用することにより激しい疼痛と急激な輪部充血や結膜充血が認められる CLARE(contact lens induced acute red eyes)様病変(図 4)が生じることがある[3].CLARE は,レンズの細菌汚染により細菌から産生された毒素に対する炎症反応であるとされているが[4],カラー CL 装用に伴う CLARE 様病変は細菌汚染やフィッティング不良などさまざまな要素が影響しているが,低酸素負荷も一因であるとされている[5].

慢性の低酸素負荷では,角膜新生血管や pigmented slide(図 5-a),角膜内皮障害(図 5-b)など

が生じることがある．角膜内皮障害に関しては，低含水性 HEMA 素材のカラー CL を装用したまま就寝し，翌朝レンズを外した数時間後でも epithelial bleb（図 6）を認められた症例があることから短期間でも角膜内皮細胞へ影響している可能性があり注意が必要である．また，長期にわたってカラー CL 装用を装用している場合には慢性的に角膜上皮障害を生じているためなのか，レンズ装用を中止し点眼加療を行っていても点状表層角膜炎が 1 か月以上も治らない症例も認められ，低酸素透過性のカラー CL 装用はさまざまな慢性的な影響を与える可能性があることを念頭に置く必要がある．

低酸素透過性に起因する眼障害を認めた場合には，レンズ装用の中止は必須である．しかし，眼鏡を持っていない，仕事上どうしても眼鏡装用が困難であるという患者に多く遭遇する．眼鏡度数が変わってしまう可能性があることをお話して眼鏡処方を行うことや，レンズ装用継続する場合にはさまざまなリスクがあることをしっかり理解させる必要がある．また，角膜上皮障害が改善した後は，酸素透過性の良いレンズに変更することも必要である．

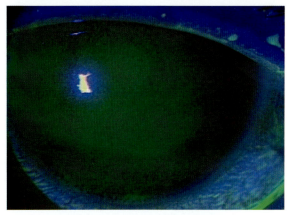

図 3．びまん性の点状表層角膜炎
1 か月定期交換カラー CL を長時間装用し，びまん性の点状表層角膜炎が生じた．フルオレセイン染色の透過性が亢進しており，角膜上皮バリアー機能も障害されている．

レンズ色素による問題

カラー CL は，瞳の色や大きさを変化させるために金属酸化物着色剤や炭素系着色剤などさまざまな色素が使用されている．多くのカラー CL の色素はレンズの角膜側（図 7-a）またはまぶた側（図 7-b）に偏在している．カラー CL の色素がレンズ内に埋め込まれておりレンズ表面が平滑なレンズ（図 8-a）もあるが，偏在した色素がレンズ表面に露出しているレンズが存在しており（図 8-b），色素の露出がレンズの角膜側にある場合に角

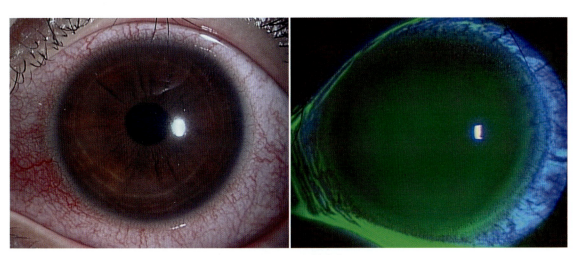

図 4．CLARE 様病変
1 か月定期交換カラー CL を装用したまま朝まで寝てしまった．角膜上皮障害は認められないが，結膜充血，輪部充血を認め，強い疼痛を訴えている．

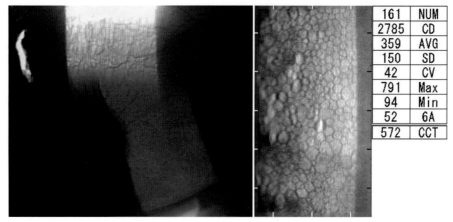

a．Pigmented slide　　　　　　　　b．角膜内皮障害

図 5．慢性低酸素負荷症状

40 歳，女性．1 日使い捨てカラー CL を毎日装用している．
　a：角膜上方の輪部より灰白色で櫛状の角膜上皮混濁(pigmented slide)を認める．
　b：同症例の角膜内皮細胞は大小不同があり細胞数も減少している．

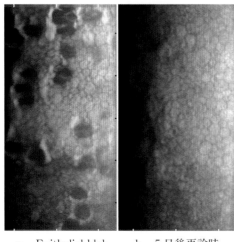

図 6．
Epithelial bleb
1 か月定期交換カラー CL を装用したまま寝てしまった．
　a：レンズ装脱後，数時間経過しているが dark spot を認める．
　b：5 日後再診時には dark spot は消失したが細胞の大小不同が認められる．

a．Epithelial bleb　　b．5 日後再診時

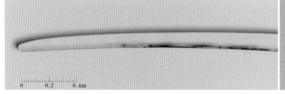 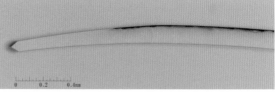

a．レンズ角膜側に偏在　　　　　　　　b．レンズまぶた側に偏在

図 7．カラー CL　レンズ切片

カラー CL のレンズ切片において色素が角膜側またはまぶた側に偏在していることが観察できる．

膜上皮障害を生じる可能性がある．また，色素が露出していない場合でもレンズ表面に近い部分に色素が存在することでレンズ表面に凹凸が生じているレンズもある(図 8-c)．色素の存在部位を確認する方法としては，電子顕微鏡などを用いて観察する方法が報告されている[6]．しかし，すべてのレンズを電子顕微鏡で観察することは困難であるため，露出や凹凸までは確認できないもののレンズを装用したままで前眼部 OCT を撮影すると，ある程度は色素の存在部位を特定することが可能

 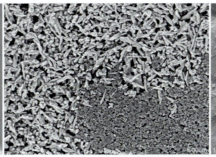 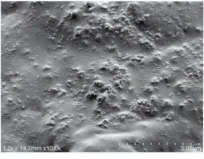

　　a．表面が平滑なレンズ　　　　　b．色素が露出しているレンズ　　　　c．表面に凹凸のあるレンズ

図 8．カラー CL 電子顕微鏡像

カラー CL のレンズ表面を電子顕微鏡で 1 万倍にして観察
 a：色素が埋め込まれており表面が平滑なレンズ
 b：レンズ表面に色素が露出し棒状や点状の色素が確認できる．
 c：レンズ表面に色素は露出していないが，表面近くに色素があるためレンズ表面に凹凸がある．

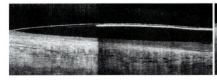 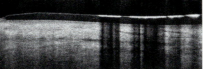 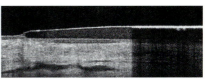

　a．色素が埋め込まれているレンズ　　b．色素がレンズ表面に露出している　　c．色素がレンズ表面近くにある
　　　　　　　　　　　　　　　　　　　　レンズ　　　　　　　　　　　　　　　　レンズ

図 9．カラー CL 前眼部 OCT 像

カラー CL を装用したまま前眼部 OCT を用いて撮影すると色素部分は高反射に描出される．
 a：色素が埋め込まれておりレンズ表面と色素に距離がある．
 b：レンズ表面近くに色素が存在しているがレンズ表面より突出していない．
 c：レンズ表面に色素が露出しているためレンズ表面より色素が突出している．

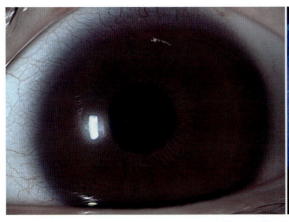 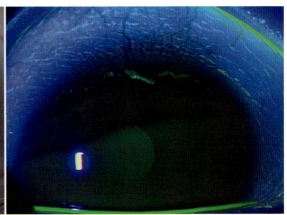

図 10．色素が角膜に付着

1 日使い捨てカラー CL 装用．上方に SEALs を認め，その一部にカラー CL 由来の色素が付着している．

である(図9)．また，前眼部 OCT がない場合には，湿った綿棒や指先で色素部分をこすり，色素が脱落するかどうかを確認する方法もある．

1．色素の露出による角膜上皮障害

色素がレンズ表面に露出しているレンズを装用し，角膜上方に SEALs(superior epithelial arcuate lesions)と一致してカラー CL 由来と思われる色素が付着した症例(図10)が報告されている[7)8)]．角膜に付着した色素は，綿棒でこすると容易に除去することが可能ではあるが，カラー CL の中には，レンズケアに必要なこすり洗いでも容易に色落ちするレンズが存在する[9)]．しかし，色素が角

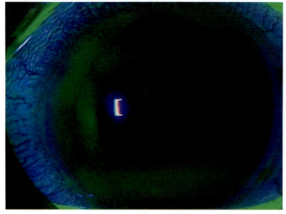

図 11．輪状の点状表層角膜炎
3 か月定期交換カラー CL 装用．カラー CL の色素部分と一致して輪状に点状表層角膜炎が認められる．

膜に付着した報告はいずれも 1 日使い捨てのカラー CL を使用していた症例であり[7)8)]，レンズ表面に色素が露出していたことが原因の 1 つであると推測される．また，SEALs はタイトなフィッティングや大きなレンズ径，レンズの汚れなどが原因で生じるため，色素が露出したフィッティング不良のレンズを装用すれば再度，色素が角膜に付着する可能性もありレンズ変更が必須である．

2．レンズ表面の凹凸による角膜上皮障害

色素がレンズ表面に露出している場合やレンズ最表面に近い部分に色素が存在するレンズでは，レンズの表面に凹凸が生じる可能性が高い．レンズ表面の着色顔料厚が 500 nm 以内であれば角膜びらんなど重症の角膜上皮障害は生じにくいという報告はあるが[10)]，実際にはレンズ色素部分に一致した点状表層角膜炎を生じる症例があり（図11），レンズ表面の凹凸により角膜と摩擦が生じ角膜上皮障害を生じたのではないかと推測される．また，凹凸のあるカラー CL の色素部分には細菌付着が多いと報告されている[11)]．凹凸のあるカラー CL の色素部分に一致した点状表層角膜炎が生じた場合，レンズに付着した細菌により感染が成立しやすい環境にあり，角膜浸潤や角膜潰瘍を生じてしまう可能性がある．実際にカラー CL 装用者の中には，角膜浸潤を繰り返す症例や角膜浸潤が多発している症例がある（図12）．角膜浸潤の原因としては細菌感染や細菌からの毒素や菌体成分に対する免疫反応，ケア用品による障害などが挙げられるため，角膜浸潤を繰り返すような場合には，適切なケアを行っているのかの確認や消毒剤，レンズの種類の変更を検討する必要がある．また，カラー CL 装用者に無菌性角膜浸潤を認めた場合，症状が軽快すると通院を自己中断するなど治療に対するコンプライアンスが不良な場合も多いため，ステロイド点眼の使用は慎重に検討すべきと考える．

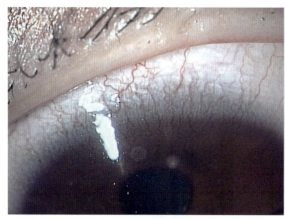
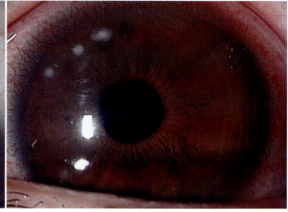

a．角膜浸潤を繰り返す症例　　　　　　　　b．角膜浸潤が多発している症例

図 12．角膜浸潤
a：上方角膜に円形の淡い混濁と新しい円形の角膜浸潤が認められる．
b：7 時および 10 時-12 時方向に角膜浸潤が多数認められる．

カラー CL 装用者のコンプライアンス

カラー CL 装用者は，処方箋不要のインターネットや通販，雑貨店などでレンズを購入するケースが多い．特にカラー CL を装用している中学生においては，カラー CL 購入前に検査を受けていない割合が 19.0%，カラー CL 装用中に痛みや充血が生じても装用を中止しない割合が88.8%，装用を中止しても眼科を受診しない割合が 79.2% とコンプライアンスが悪いことが覗える[12]．しかし，日本では雑貨店や近所のドラッグストアで気軽に処方箋を提示することなくカラーCL を購入することが可能であるため，眼科に受診する必要性を感じないのも仕方がないことなのかもしれない．また，眼科を受診したことがないのであれば，レンズケアやレンズの取り扱いについても，SNS や友達から得た情報に頼り，間違った使用方法で眼障害を生じている可能性もある．そのようなカラー CL 装用者を頭ごなしに怒ってしまうと，さらに眼科受診が遠のいてしまうかもしれない．眼科を受診するカラー CL 装用者は，比較的自分の眼に対して興味や不安を抱いている場合が多いため，重篤な眼障害の写真などを見せながら丁寧に説明すると素直に我々の話に耳を傾けてくれるようになり，定期的に通院するようになる場合も多いため，地道ではあるが信頼関係の構築も必要なことと考える．

さいごに

コンタクトレンズ装用者に対しレンズ装用に必要な知識を，医療現場だけでなく学校や社会全体で繰り返し伝えるという地道な努力の積み重ねと処方箋の法制化を含めたカラー CL を取り巻く環境が整備され，カラー CL だけでなくコンタクトレンズ装用に伴う眼障害が減少してくれることを切に願っている．

文　献

1）渡邉　潔，植田喜一，佐渡一成ほか：カラーコンタクトレンズ装用にかかわる眼障害調査報告．日コレ誌，**56**：2-10，2014．

2）Holden BA, Mertz GW：Critical oxygen levels to avoid corneal edema for daily and extended wear contact lenses. Invest Ophthalmol Vis Sci, **25**：1161-1167, 1984.

3）岩崎直樹：CL バトルロイヤルサードステージ第27 回　未承認カラーコンタクトレンズ．日コレ誌，**54**：17-20，2012．

4）Sunkaridurg PR, Holden BA, Jalbert I：Chapter 7 Adverse event and infections：Which ones and how many? Silicone HYDOGEL 2nd ed（Sweeny FD ed）, Butterworth-Heinemann, United Kingdom, pp. 217-274, 2014.

5）月山純子，宮本裕子，渡邊敬三ほか：カラーコンタクトレンズ装用者に生じた CLARE 様病変の検討．日コレ誌，**57**：181-184，2015．

6）Lorenz KO, Kakkassery J, Boree D, et al：Atomic force microscopy and scanning electron microscopy analysis of daily disposable limbal ring contact lenses. Clin Exp Optom, **97**：411-417, 2014.

7）宮本裕子，月山純子，児玉　彩ほか：1 日使い捨てカラーコンタクトレンズによる色素付着を伴う角膜上皮障害例の考察．日コレ誌，**58**：39-42，2016．

8）田村淑美，松澤亜紀子，畑　真由美ほか：カラーコンタクトレンズ由来の色素による角膜障害の 2症例．日コレ誌，**59**：149-153，2017．

9）独立行政法人国民生活センター：カラーコンタクトレンズの安全性．カラコンの使用で眼に障害も．2014 年 5 月 22 日．

10）江口　洋，宮本龍郎，Enkhmaa Tserennadmid ほか：カラーコンタクトレンズ着色顔料厚と角膜上皮障害との関係．日コレ誌，**56**：294-297，2014．

11）Yong WJ, Yong JC, Chul HL, et al：Comparison of surface roughness and bacterial adhesion between cosmetic contact lenses and conventional contact lenses. Eye Contact Lens, **41**：25-33, 2015.
Summary　カラーコンタクトレンズの色素部分に細菌付着が多いことを示した文献．

12）宇津見義一，柏井真理子，宮浦　徹ほか：平成 27年度学校現場でのコンタクトレンズ使用状況調査．日本の眼科，**88**：179-199，2017．

好評書籍

イチから知りたい アレルギー診療
― 領域を超えた総合対策 ―

2014年5月発行！

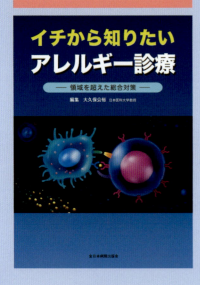

編集　日本医科大学教授　大久保公裕
B5判　オールカラー　全172頁　定価(本体価格5,000円+税)

明日からの診療に役立つ アレルギー診療"総合"対策マニュアルの決定版！！

近年増加しつつあるアレルギー疾患。食物アレルギー、喘息、アトピー性皮膚炎、アレルギー性鼻炎、アレルギー性結膜炎などに対する、横断的な総合対策の必要性が高まっています。本書は、アレルギー診療の基礎から実践的な知識までを網羅。専門領域を超えた総合アレルギー医を目指す耳鼻咽喉科、内科、小児科、呼吸器内科、皮膚科の医師の方はもちろん、実地医療に携わる医師の方、包括的なケアに関わるコメディカルの方々にも手に取っていただきたい1冊です。

CONTENTS

Ⅰ．アレルギー総論
　1　概念、病態、メカニズム
Ⅱ．アレルギー疾患とは
　1　アレルギーマーチの存在
　2　抗原特異的と非特異的
Ⅲ．アレルギー診療の問診・診断のコツ
　1　上気道
　2　下気道
　3　皮膚病変
Ⅳ．アレルギー検査法の実際
　1　アレルギー検査
　2　呼吸機能検査
Ⅴ．ここだけは押さえておきたい
　　アレルギー総合診療から専門医へ
　1　呼吸器内科専門医へ
　2　小児科専門医へ
　3　耳鼻咽喉科専門医へ
　4　眼科専門医へ
　5　皮膚科専門医へ

Ⅵ．知っておきたい総合診療的アレルギーの知識
　1　成人喘息
　2　小児気管支喘息
　3　アレルギー性鼻炎・花粉症
　4　アレルギー性結膜疾患
　5　蕁麻疹（血管性浮腫）／接触皮膚炎
　6　アトピー性皮膚炎
　7　食物アレルギー
　8　ペットアレルギー
Ⅶ．コメディカルに必要なアレルギー総合知識
　1　保健師、養護教員が見逃してはならないサイン
Ⅷ．アレルギー総合診療とは
　1　日本と海外の相違
　2　これからの総合アレルギー医

トピックス　シダトレン®（スギ花粉舌下液）

全日本病院出版会
www.zenniti.com
〒113-0033　東京都文京区本郷3-16-4　Tel:03-5689-5989
Fax:03-5689-8030

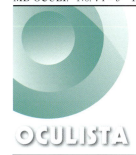

特集/コンタクトレンズトラブルシューティング

SCL(カラー)
# カラーコンタクトレンズ装用に伴う酸素不足によるトラブル

月山純子*

Key Words : カラーコンタクトレンズ(color contact lens), 低含水性 HEMA(low water content HEMA), 酸素透過性(oxygen permeability), タイトフィッティング(tight fitting), コンプライアンス(compliance)

Abstract : カラーコンタクトレンズ(カラー CL)による眼障害として多いのが酸素不足によるものである.急性期では角膜上皮浮腫,点状表層角膜症,角膜びらん,endothelial bleb,輪部充血などを生じる.慢性に酸素不足が続くと,角膜に表在性の血管新生や pigmented slide,角膜内皮細胞障害も生じる.また,酸素不足により角膜の形状変化や感染症が生じやすいともいわれている.

カラー CL は透明なレンズと比較して酸素不足の症例が多いが,インターネットや雑貨店で販売されているカラー CL が,主に低含水性 HEMA と呼ばれる約 50 年前に開発された酸素透過性の低い素材が多いこと,大きなサイズが多く,レンズの動きが悪く涙液交換しにくいタイトフィッティングとなりやすいことなどが挙げられる.また,眼科医の処方を受けておらず,フィッティング不良やケアが悪く装用時間が長いといったコンプライアンスの不良も酸素不足に拍車をかけている.

はじめに

カラーコンタクトレンズ(カラー CL)によるトラブルは色々あるが,特に多いのが酸素不足によるトラブルである.酸素透過性が高いカラー CL もあるが,インターネットや雑貨店で販売されているカラー CL には,低含水性 HEMA(2-hydroxyethyl methacrylate)と呼ばれる約 50 年前に開発された酸素透過性が非常に低い素材が用いられていることが多い.また,これらのレンズは眼科医の診察,処方を受けることなく使用されていることがほとんどで,フィッティング不良によりさらに酸素不足に拍車をかけている.また,レンズケアの不良や誤り,長時間装用,定められた期間を過ぎることによって汚れや劣化が生じ,さらに酸素透過性が低下する.レンズを装用したまま睡眠している症例も多い.

我々臨床医のところにはトラブルを起こして現れるため,カラー CL イコール粗悪品というイメージをお持ちの方も多いが,すべてのカラー CL が悪いわけでなく,透明なレンズと同等の安全性と思われるハイスペックなカラー CL も増えている.臨床所見からトラブルを起こした患者の使用しているカラー CL のレベルを読み解き,説得力のある説明で上手に正しい CL の道へと導きたい.日常臨床でよく遭遇するカラー CL に伴う酸素不足によるトラブルについて解説する.

角膜血管新生

CL 装用に伴う酸素不足による血管新生は,主に角膜表層部に生じる.実質深層にある血管新生

---

* Junko TSUKIYAMA, 〒648-0072 橋本市東家 6-7-26 社会医療法人博寿会山本病院眼科,医長/近畿大学眼科,非常勤講師

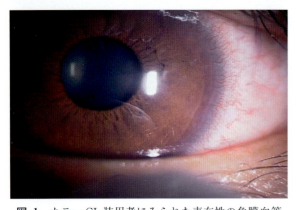

図 1. カラー CL 装用者にみられた表在性の角膜血管新生
最初はカラー CL の使用を言わなかったが，こちらから尋ねてカラー CL の使用がわかった．

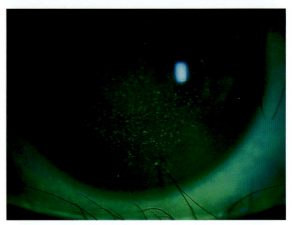

図 2. カラー CL 装用者にみられたびまん性の点状表層角膜症

は，炎症や実質浮腫によることが多いので鑑別が必要である．日本コンタクトレンズ学会が作成したコンタクトレンズ診療ガイドラインによれば[1]，血管侵入が輪部より 2 mm を超えるような場合には，CL 装用を中止して眼鏡への変更を考慮するとされている．角膜血管新生は，低含水性 HEMA 素材のカラー CL 装用者では，よく遭遇する合併症である．このような血管新生を診たら，患者からの申告がなくてもカラー CL の使用の有無を確認しておきたい．

図 1 は充血と痛みを訴えて来院した 35 歳の女性で，最初はカラー CL を使用していることを言わなかったが，角膜の血管新生が激しいため，カラー CL の装用の有無をこちらから尋ねたところ，眼科受診することなく雑貨店で購入した 1 か月定期交換型のカラー CL を使用していたことが発覚した症例である．

角膜上皮障害

急性の低酸素負荷により，点状表層角膜症，角膜上皮浮腫や角膜上皮びらんが惹起される．これは低酸素負荷によって角膜上皮の浮腫が起こり，上皮間接着が弱まるためであるとされている[2]．上皮内のタイトジャンクション障害により，フルオレセイン色素の透過性が亢進していることもある．CL の酸素不足で生じる点状表層角膜症は，びまん性で角膜全体的に広がっていることが多い．ソフト CL(SCL)装用時のドライアイで生じる点状表層角膜症は，下方に多くスマイルパターンとなるため鑑別を要する．また，低含水性 HEMA 素材のカラー CL ではレンズが硬いことが多く，上眼瞼の影響を受けやすい角膜上方に SEALs(superior epithelial arcuate lesions)と呼ばれる上皮障害も起こりやすい．タイトフィッティングの場合には，ドーナツ状に点状表層角膜症が生じる．カラー CL 装用者ではこういったさまざまな角膜上皮障害が合併していることも多く，上皮障害パターンから角膜にどういったストレスがかかっているのかを読み解く必要がある．図 2 は，カラー CL 装用者にみられた，びまん性の点状表層角膜症である．一つひとつの上皮障害が深く，なかなか治りにくいという印象がある．

近年は酸素透過性が高いレンズが増えてきたので，酸素不足による角膜浮腫やびらんは少なくなっていたのであるが，酸素透過性の低いカラー CL が広く使用されるようになり，再び増加傾向にある．

Pigmented slide

角膜周辺部の palisades of Vogt(POV)の内側にできる櫛状の茶褐色の混濁である(図 3)．慢性の酸素不足所見である．CL 装用によって酸素不足が生じると，角膜上皮基底細胞の分裂が低下し，それを補うために角膜輪部の上皮細胞が活発になり，角膜上皮を巻き込んで急速に移動している所見と考えられている[2]．このような所見を認

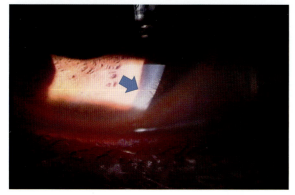

図 3. Pigmented slide
輪部に生じる茶褐色の櫛状の変化(矢印の部分)

めた場合は,低酸素負荷の状態がないか問診でよく聴き出すことが重要である.

角膜内皮細胞への影響

急性の角膜内皮障害としては endothelial bleb がある[3)4)].酸素透過性の低いSCL装用により一過性の角膜内皮層の黒い斑点が生じる.これはCL装用後,数分で生じ,CLを外すと消失する.発症機序は明らかになっていないが,低酸素条件下にさらされることで代謝性アシドーシスが生じるためと考えられている.

図4は,カラーCLの症例ではないが,約10年間眼科受診をせずインターネット通販等でCLを購入して使用していた43歳の女性のスペキュラーマイクロスコープ画像である.ところどころに黒い斑点が認められる.使用していたSCLの種類を調べると,透明な2週間頻回交換型の低含水性HEMA素材のレンズであることが判明した.カラーCLだけでなく,インターネット通販でのCL購入が増えてしまっており,透明なレンズにおいても低含水性HEMA素材が復活してきてしまった.非常に悩ましい問題である.

慢性の酸素不足による角膜内皮障害は,細胞密

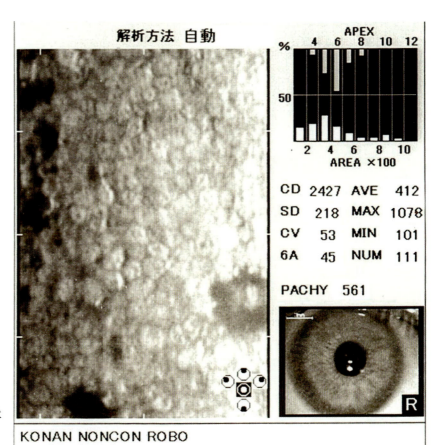

図 4.
Endothelial bleb
角膜内皮層に黒くスポット状に抜けている部分を認める.

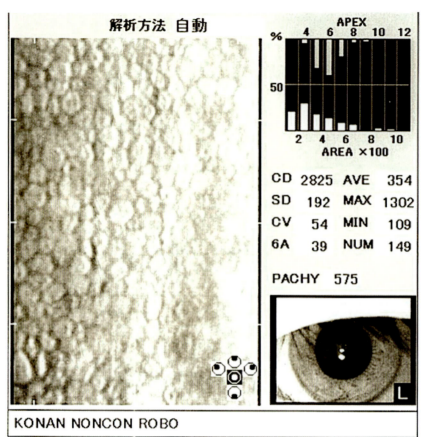

図 5.
カラー CL 装用の 16 歳女性
細胞密度が 2,825/mm² と減少し、CV 値が 0.54 と上昇、六角細胞出現率が 39% と低下していた.

度の低下, 六角細胞出現率の低下, 変動係数 (coefficient of variation: CV 値) の増加などが挙げられる. 細胞密度は 1 mm² あたりの細胞数である. 若年者では 3,000/mm² 以上, 高齢者でも 2,500〜3,000/mm² とされており, 2,000/mm² 以下が異常値とされる[5]. 細胞密度が 1,500〜2,000/mm² 以下になると, CL 装用の中止を検討すべきとされている[3)6]. CV 値は, 角膜内皮細胞のばらつきを表しており, 細胞密度よりも敏感とされている. CV 値の正常値は 20〜40 歳で 0.20〜0.25, 60 歳以上で 0.25〜0.30 とされている. 六角細胞出現率は, 正常値が 20〜40 歳で 65〜70%, 60 歳以上で 60〜70% とされ, 50% 以下が異常値である[5].

図 5 は, 16 歳の女性で, カラー CL 装用者のスペキュラーマイクロスコープ画像である. 眼科を受診することなくインターネットや雑貨店で購入したカラー CL を使用していた. 細胞密度が 2,825/mm² と減少し, CV 値が 0.54 と上昇, 六角細胞出現率が 39% と低下していた.

保険適用はないが, 筆者はカラー CL 装用者が来院したときにはスペキュラーマイクロスコープ画像を撮影し, 実際に患者に見せながら説明するようにしている. 深刻な顔で,「残念ながら, カラー CL による酸素不足で, あなたの角膜内皮細胞は大きなダメージを受け, かなり死んでしまっています. 人間の角膜内皮細胞は, 一度失われると二度と再生しません」などと伝えると, 患者の顔が凍りつくことが多い. カラー CL 装用者は, CL はアクセサリーで, 眼障害は他人事だと思っている場合が多いので, 厳しく説明しておいたほうが良いと思われる.

輪部充血

2014 年の国民生活センターと日本コンタクトレンズ学会, 日本眼科医会との共同研究[7]および糸井らの報告[8]によると, 低含水性 HEMA 素材のカラー CL は, 透明なレンズと比較して輪部結膜の充血が起こりやすいことが示された. 輪部充血はタイトフィッティングの影響も受けるが, 酸素

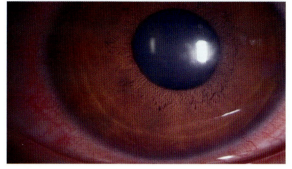

図 6. カラー CL 装用者にみられた CLARE (contact lens induced acute red eye) 様の病変
眼科受診することなく1日使い捨ての低含水性 HEMA 素材のカラー CL (承認レンズ) を1週間装用していた.

不足による影響も大きいとされている[9].

CLARE 様病変

Contact lens induced acute red eye (CLARE) は, 1978 年に Zantos と Holden[10] によって提唱された疾患概念で, CL 装用により急性に眼球結膜~輪部結膜の充血や浮腫を生じるが角膜に浸潤はない状態で, SCL の連続装用により生じることが多いとされている. 病態のメカニズムは, CL を装用したまま寝ることにより, 涙液のターンオーバーが低い状態となるが, CL に細菌汚染があった場合, 細菌からの毒素が洗い流されずにオキュラーサーフェスにとどまり, 炎症反応が惹起されることにより生じるといわれている[11]. このような症例は, 酸素透過性が高い CL の時代になって減少していたのであるが, 酸素透過性の低い低含水性 HEMA 素材のカラー CL の復活に伴い再び増えてきた.

2012 年, 岩崎[12] は, カラー CL 装用により生じた CLARE 類似の病変を報告し, 連続装用でなくても酸素透過性が低いカラー CL の装用で生じる急性の結膜充血と輪部充血を生じる症例を CLARE 様病変として報告している. 我々も 13 例 19 眼の CLARE 様病変を検討し, このような病態を見かけたら, 患者からの申告がなくてもカラー CL の使用の有無を確かめたほうが良いと報告した[13].

CLARE の発症要因として, CL の細菌汚染に加えて酸素不足と涙液交換の悪さが指摘されているが, 酸素不足が生じると好気性代謝が妨げられ, 嫌気性代謝となってしまうので乳酸の蓄積が生じると同時に CO_2 の放出も妨げられてしまい, 代謝性アシドーシスとなり角膜浮腫が生じる. 涙液交換が悪いとさらに酸素が不足し, 代謝産物や炎症性サイトカインなどの蓄積も起こりやすくなり, 強い炎症反応が生じると考えられている[11].

図 6 は眼科を受診することなくインターネット通販で1日使い捨ての低含水性 HEMA 素材のカラー CL (承認レンズ) を購入し, 1週間使用していた 28 歳女性の症例である.

角膜感染症

角膜感染症の主な原因は, ケアの不良や間違いによるものが多いが, 酸素不足も一因であると考えられている. 大橋ら[14] は, CL 装用による低酸素負荷が, 自然免疫の基本的なネットワークとされている角膜上皮の TLR (toll-like receptor) の機能が低下することで, 感染防御機構の破綻につながる可能性を示唆している.

角膜変形

角膜の変形はハード CL に多いが, SCL でも生じる. フィッティング不良が主な原因であるが, 糸井[15] はカラー CL による角膜変形の症例を報告し, 酸素不足により角膜が菲薄化, 変形する可能性について指摘している.

カラー CL と酸素不足

カラー CL では, 酸素不足を引き起こしやすいさまざまな要因がある. 以下にカラー CL が酸素不足を起こしやすい理由を述べる.

1. 素材そのものの酸素透過性の低さ

インターネットや雑貨店で販売されているカラー CL の多くは低含水性 HEMA と呼ばれる, 約 50 年前に開発された素材が多く使われている. 我々は, この素材を用いたカラー CL の酸素透過率を測定したことがあるが, いずれのレンズも酸素透過係数 (Dk 値) が $6〜8×10^{-11} (cm^2/sec)・$

mlO_2/(ml・mmHg)と非常に低かった[16]．酸素透過率は，この値をレンズの厚みで割った値であるが，カラー CL では厚いレンズが多く，特に中間〜周辺部にかけて色素が入るためにさらに厚い構造になりがちで，度数によってはレンズ厚が200 μm を超えるものも存在する．計算すると酸素透過率（Dk/L）が 3〜4×10^{-9}(cm^2/sec)・(mlO_2/ml・mmHg)程度となってしまい，ほとんど酸素が通っていないのではないかと思われる．

1984 年，Holden らは角膜浮腫の程度から算出した必要な Dk/L 値は，終日装用の場合は 24.1，連続装用の場合は 87.0 としている[17]．また，1999年，Harvit らは角膜の pH の低下を起こさない Dk/L 値として，終日装用の場合 35，連続装用の場合では 125 が必要としている[18]．透明なレンズでは，この数値を目標にレンズの開発競争が進み，シリコーンハイドロゲルレンズでは Dk/L が100 を超えるものも数多く存在する．低含水性HEMA 素材との差はかなり大きい．

低含水性 HEMA かどうかの見分け方は，含水率が 38％程度で，非イオン性であり，添付文書には HEMA あるいは 2-HEMA と架橋材として使用されている EGDMA（ethylene glycol dimethylacrylate）の表記があることが多い．

カラー CL の色素のところは，酸素が通らないのではないか？　という懸念もあるが，我々が調べたところ，色素の存在部分と透明な部分では酸素透過係数に差はなかった[16]．これは色素として使われている顔料の粒子の大きさよりも，酸素分子のほうがはるかに小さいためであると思われる．しかし，度数によっては厚みが増加し，酸素透過率が激減するため注意が必要である．

一方，最近ではシリコーンハイドロゲル素材のカラー CL も登場し，高含水素材のカラー CL の種類も増え，透明なレンズと同等の酸素透過性のカラー CL の選択肢が広がっていることは喜ばしいことである．

2．タイトフィッティングになりやすい

インターネットや雑貨店で販売されているカラー CL や，個人輸入のカラー CL は大きいサイズのものが多い．そのほうが，目が大きく見えるような気がするため，よく売れるからであろう．しかし，レンズサイズが大きくなれば，レンズの弧の深さである sagittal depth も大きくなってしまい，レンズが動きにくくタイトなフィッティングとなりやすい．その結果，涙液交換が妨げられ酸素不足，代謝産物の蓄積が起こりやすい．

我々は，低含水性 HEMA 素材のカラー CL を用いて，角膜浮腫の程度とレンズの大きさについて検討を行った[19]．同じ厚みのレンズであっても，角膜浮腫率が最大のレンズでは，角膜浮腫率が最小のものと比較して，sagittal depth，横径，側面積が有意に大きかった．低含水性 HEMA のような酸素透過性が非常に低いレンズでは，レンズサイズが大きくなると容易に角膜浮腫を起こしてしまうといえる．また，我々は低含水性 HEMA 系のカラー CL は，色素の存在によりレンズの中間〜周辺部が締め付けられるような状態になることで，さらに sagittal depth が深く，ベースカーブが小さくなる可能性について報告した[20]．

カラー CL ではサイズが大きいためにタイトフィッティングになりやすいことに加えて，色素が入っていることで物性に影響があり，さらにタイトなフィッティングとなる可能性がある．

3．コンプライアンスの不良

カラー CL 装用者は，コンプライアンスが悪い症例が多く，驚くようなケアや装用をしている人に遭遇する．糸井，中川らは，CL の汚れによって酸素透過性が低下すると報告している[21]．装用時間の長さや，CL を装用したままの睡眠，汚れの蓄積など酸素不足を起こしやすい原因がたくさんある．ただでさえ低い酸素透過性がさらに低くなってしまうと，もはやほとんど酸素が通らないのではないかと思う．恐ろしいことである．

おわりに

カラー CL でトラブルを起こした患者と話をすると，カラー CL の種類によってレベルに大きな

差があることを知らないことが多い．低含水性
HEMA 素材は約50年前に開発された素材で，透
明なレンズで主流になりつつあるシリコーンハイ
ドロゲル素材と比較して約10〜20分の1程度しか
酸素が通らないことを伝えると驚かれる．実際に
患者の角膜内皮スペキュラー画像や角膜の血管新
生の写真を見せながら理路整然と説明すると，よ
り説得力が増す．患者に怒るのではなく，酸素不
足の怖さをしっかり説明することが何より大切だ
と思われる．

文　献

1) 木下　茂，大橋裕一，村上　晶ほか：コンタクト
レンズ診療ガイドライン．日眼会誌，**118**(7)：
557-591，2014．

2) 井上智之：酸素不足．眼科診療クオリファイ6 コ
ンタクトレンズ診療自由自在（大橋裕一編），中山
書店，pp. 189-192，2011．

3) 高　静花：コンタクトレンズ関連角膜内皮障害．
眼科診療クオリファイ12 角膜内皮障害 to the
Rescue（大橋裕一編），中山書店，pp. 192-193，
2012．

4) Efron N：Endothelial blebs. CONTACT LENS
COMPLICATIONS 3rd Edition, ELSEVIER, pp.
278-284, 2012.
Summary　CL による合併症が系統的に詳細に記
載されている教科書．

5) 白石　敦：スペキュラーマイクロスコープ．眼科
診療クオリファイ12 角膜内皮障害 to the Rescue
（大橋裕一編），中山書店，pp. 192-193，1992．

6) 宮本裕子：角膜内皮細胞の臨床病態　3．コンタ
クトレンズとの関係．眼科診療プラクティス88
角膜内皮細胞，文光堂，pp. 35-37，2002．

7) 独立行政法人国民生活センター：カラーコンタク
トレンズの安全性―カラコンの使用で目に障害
も―．http://www.kokusen.go.jp/news/data/
n-20140522_1.html
Summary　一般の方向けに書かれた国民生活セ
ンターからの報告書．ぜひご一読を．

8) 糸井素純，植田喜一，渡邉　潔ほか：カラーコン
タクトレンズの8時間装用の臨床試験．日コレ
誌，**57**(2)：107-120，2015．

9) Efron N：Limbal redness. CONTACT LENS CO-
MPLICATIONS 3rd Edition, ELSEVIER, pp.
133-139, 2012.

10) Zantos SG, Holden BA：Ocular changes associ-
ated with continuous wear of contact lenses.
Aust J Optom, **61**：418-426, 1978.

11) Sankaridurg PR, Holden BA, Jalbert I：Chapter
7 Adverse event and infections：which ones and
how many? Sweeny DF, Silicone HYDROGELS
second edition, Butterworth-Heinemann, United
Kingdom, pp. 217-274, 2004.

12) 岩崎直樹：CL バトルロイヤルサードステージ
第27回　未承認のカラーコンタクトレンズ．日
コレ誌，**54**(1)：17-20，2012．

13) 月山純子，宮本裕子，渡邊敬三ほか：カラーソフ
トコンタクトレンズ装用者に生じた CLARE 様病
変の検討．日コレ誌，**57**(3)：181-184，2015．

14) 大橋裕一，鈴木　崇，原　祐子ほか：コンタクト
レンズ関連細菌性角膜炎発症のメカニズム．日コ
レ誌，**48**(2)：60-67，2006．

15) 糸井素純：カラーコンタクトレンズが眼に及ぼす
影響．あたらしい眼科，**31**(11)：1577-1582, 2014.

16) 児玉　彩，月山純子，宮本裕子ほか：カラーコン
タクトレンズの着色による酸素透過率への影響．
日コレ誌，**58**(1)：19-23，2016．

17) Holden BA, Mertz GW：Critical oxygen levels to
avoid corneal edema for daily and extended
wear contact lenses. Invest Ophthalmol Vis Sci,
25：1161-1167, 1984.

18) Harvit DM, Bonanno JA：Re-evaluation of oxy-
gen diffusion model for predicting minimum
contact lens Dk/L values needed to avoid con-
tact anoxia. Optom Vis Sci, **76**：712-719, 1999.

19) 月山純子，宮本裕子，髙橋　彩ほか：カラーコン
タクトレンズの大きさが角膜浮腫に与える影響
についての検討．日コレ誌，**58**(4)：206-210，
2016．

20) 月山純子：一歩進んだコンタクトレンズ処方―
サークルレンズ（カラーコンタクトレンズ）の処
方―．日コレ誌，**59**(4)：199-203，2017．

21) 糸井素純，中川雅啓：CL ケア教室　第59回　レ
ンズの汚れと酸素透過性．日コレ誌，**59**(3)：154-
157，2017．

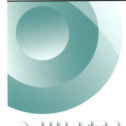

特集/コンタクトレンズトラブルシューティング

SCL
角膜浸潤

稲田紀子*

Key Words: ソフトコンタクトレンズ(soft contact lens:SCL), 角膜浸潤(corneal infiltration), 角膜炎症性病変(corneal inflammatory event), 非感染性(non-infectious), ソフトコンタクトレンズの汚れ(dirt on SCL), 水分蒸発(moisture evaporation)

Abstract:ソフトコンタクトレンズ(soft contact lens:SCL)に伴う角膜浸潤は,非感染性と感染性の浸潤とに分別される.角膜浸潤の原因は,SCLの長時間装用や固着が原因のことが多いが,その他にはカラーSCLを含めた製材の問題,SCLの不適切な使用方法やケア方法などが誘因となる.非感染性と感染性角膜炎との鑑別は,困難な場合が多く,角膜浸潤の部位,形,大きさ,色調,病巣数などのほか,角膜上皮障害の有無,虹彩炎,角膜裏面沈着物などの所見で診断する必要がある.無菌性角膜浸潤の場合には,SCL装用の中止に加え,非ステロイド系抗炎症点眼薬や副腎皮質ステロイド(ステロイド)点眼薬を使用することが多い.ただし,感染性の角膜浸潤が疑われた場合には,病巣から検体を採取して,原因微生物を検索することが重要であり,特にステロイド点眼薬の使用は慎重に行うべきである.

はじめに

角膜浸潤は,角膜内に侵入する好中球やリンパ球を主体とした炎症細胞が集積した臨床所見であり[1],主に角膜実質の混濁として観察される.角膜浸潤は,感染性と非感染性とに分類され,浸潤の部位,形,大きさ,色調や病巣数などで,感染の有無を判断しなければならない.感染性角膜浸潤は,細菌性,真菌性,アカントアメーバ角膜炎に伴う好中球が主体の病態であり,進行すれば角膜膿瘍になる.また,診断に際しては,ヘルペスウイルスやアデノウイルスに代表されるウイルス角膜感染症との鑑別を要する.ここでは,ソフトコンタクトレンズ(以下,soft contact lens:SCL)に伴う非感染性角膜浸潤あるいは無菌性角膜浸潤を提示する.非感染性角膜浸潤の症状は,感染性の場合と比較して軽症のことが多いが,結膜充血,霧視,羞明感,異物感を自覚し,角膜上皮障害を伴う場合には強い眼痛を訴える場合もある.

角膜浸潤の原因

SCLによる角膜浸潤の原因(背景)として,SCL製品自体の問題,SCLの不適切な使用方法やケア方法のほか,ケア用品や眼表面疾患などに起因することが考えられる.

1. SCL製品

SCL製品自体の問題として,比較的硬いシリコーンハイドロゲルレンズによる機械的刺激や若年者を中心に普及したカラーSCLが挙げられる.カラーSCLのうち,厚さ,大きさ,着色の面積,着色部位(角膜面)に問題がある粗悪なカラーSCLによる機械的刺激や酸素透過性の低下が指

* Noriko INADA,〒355-0005 東松山市大字松山2392 東松山市立市民病院眼科,部長

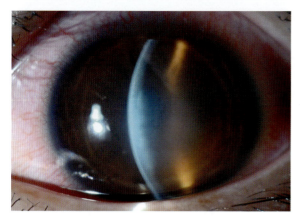

図 1. 角膜全面の浸潤と浮腫
SCL 装用者にみられた角膜全面の浸潤．角膜中央部の強い実質浮腫に伴う混濁とデスメ膜皺襞がみられる．

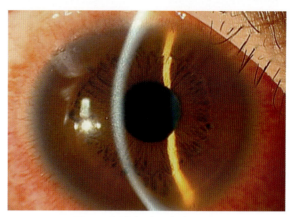

図 2. 角膜全面の浮腫と浸潤
SCL 装用者にみられた角膜全面の浮腫と輪部角膜の強い浸潤．全周の球結膜充血を伴う．

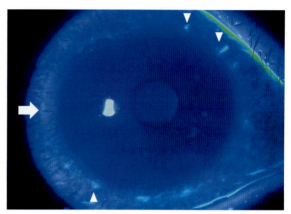

図 3. 図 2 の輪部結膜(フルオレセイン染色)
輪部結膜に輪状の SCL 痕がみられ(↑)，ところどころに結膜上皮障害がみられる(△)．

摘されている．

2. SCL 使用方法，ケア方法

SCL 使用方法およびケア方法に伴う角膜浸潤の主な原因は，SCL の固着である．固着の原因として，フィッティング不良，長時間装用，装用中の睡眠，ケア不良による SCL の汚れなどが考えられる．SCL が固着した位置や時間によって，角膜浸潤が発生する部位や重症度が異なる．重症になれば，角膜上皮びらんとなり，角膜上皮障害が生じた部位に感染症が発症する可能性が高くなる．

3. ケア用品

頻回交換型 SCL のケアでマルチパーパスソリューション(MPS)を使用した際に，SCL に残存する薬剤成分で，角膜浸潤が発症することがある[2)3)]．特に，塩酸ポリヘキサニドを主成分とする MPS に多いとされている．角膜所見としては，角膜全面に散在する粒状の角膜浸潤や，中間周辺部から輪部にかけて発生するドーナツ状の点状表層角膜症(superficial punctuate keratopathy：SPK)がある．

4. 前眼部疾患

ドライアイ，乾性角結膜炎，巨大乳頭性結膜炎，アレルギー性結膜炎などによる涙液の分泌量，質の変化や炎症性物質によって，SCL の汚れやフィッティング不良の原因となり，SCL の固着が誘発され，角膜浸潤が生じる．

角膜浸潤部位と病型

1. 角膜全面の角膜浮腫と角膜浸潤

SCL が角膜に張り付くように固着し，角膜全体の酸素透過性が低下すると，角膜全面に浸潤と浮腫が発生する(図 1)．角膜浸潤の所見は，特に周辺部角膜に強くみられ，角膜浮腫・浸潤の深さは上皮あるいは実質浅層が中心である．また，重症例ではデスメ膜皺襞が形成され，角膜上皮障害を併発すれば角膜中央から中間周辺部に不整形の上皮びらんを生じることもある．また，随伴所見として，強い結膜充血，輪部腫脹に加え，輪部上皮の障害などがみられる(図 2, 3)．

原因のほとんどは SCL の固着であり，SCL の長時間装用や装用したままでの就寝が多く，また

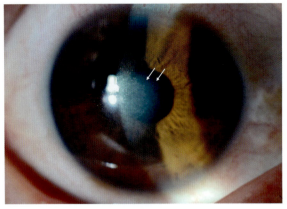

図 4. 実質型角膜ヘルペス
角膜中央部に円形の浮腫がみられる．球結膜充血は軽度であるが，角膜裏面沈着物を認める(↓)．

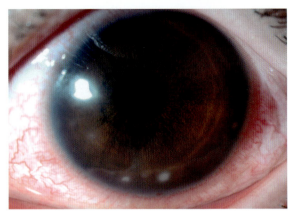

図 5. カタル性角膜潰瘍
SCL 装用者にみられた角膜潰瘍．角膜中間周辺部に円形の浸潤巣がみられる．

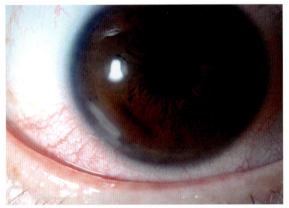

図 6. カタル性角膜潰瘍
SCL 装用者にみられた角膜潰瘍．輪部に平行に混濁しているが，球結膜充血は軽度である．

は，SCL の汚れや，フィッティング不良(steep fitting)が誘因となる．また，粗悪なカラー SCL においては，着色部位の酸素透過性が著しく低下することや，角膜側に印刷されている虹彩色が角膜浸潤の原因になる．

鑑別診断として，実質型単純ヘルペスウイルス角膜炎による角膜実質浮腫が挙げられる．実質型単純ヘルペスウイルス角膜炎による浮腫は，比較的限局的で円形であり(円板状角膜炎)，浮腫は実質から内皮側に膨化する(図4)．病態にもよるが，球結膜充血は比較的軽度であり，虹彩炎や角膜後面沈着物があれば，実質型ヘルペスウイルス角膜炎を疑う．

2. 角膜中間周辺部の楕円形・円形角膜浸潤

楕円形・円形角膜浸潤は，角膜中間周辺部に，楕円形の白濁した病巣を形成し(図5)，角膜輪部との間には浸潤巣を伴わない透明な角膜が存在する．病巣は，輪部と平行に拡大し，弓状，弧状の病変が形成されている場合がある(図6)．発症初期には浸潤病巣のみであるが，その後進行すると角膜上皮障害を伴う．CL 非装用者において，カタル性角膜潰瘍，角膜辺縁潰瘍，周辺部角膜浸潤と呼ばれる病巣と類似の病巣と考えられるが，カタル性角膜潰瘍の病態としてはブドウ球菌の菌体成分や菌体外毒素に対する免疫反応が考えられている[4]．病巣は単独である場合と，いくつか並んで形成される場合とがあり，浸潤巣を中心に球結膜充血が認められる．さらに，慢性あるいは再発病巣では，病巣部に向かって角膜実質表層から浅層に血管が侵入する．

原因として，SCL が固着することによる部分的な酸素不足や，SCL の汚れや異物による刺激，SCL の長時間装用が考えられるほか，ブドウ球菌の増殖の場となる眼瞼縁炎，毛囊炎，マイボーム腺機能不全，マイボーム腺炎などの併発が誘因になる場合がある．

鑑別診断として，細菌や真菌による CL 関連角膜感染症が挙げられる．感染性角膜炎の場合には，角膜中央部に発症する可能性が高いが，CL 装用者では SCL 装用で乾燥するといわれている中間周辺部にも出現するため，注意が必要である．感染症の場合には，角膜潰瘍，虹彩炎，前房蓄膿，毛様充血，角膜実質の融解などの所見を有する．

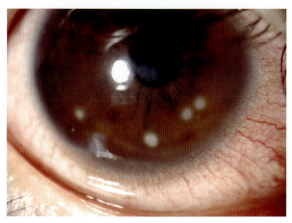

図 7. 角膜中間周辺部の多発膿瘍
SCL 装用者にみられた多発膿瘍.角膜擦過物から肺炎球菌が検出された.

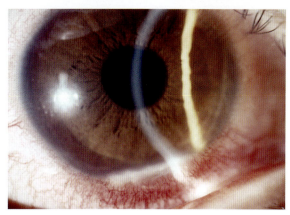

図 8. 輪部・辺縁部の角膜浸潤
SCL 装用者にみられた角膜辺縁部に線状の角膜浸潤.強い結膜充血を伴う.

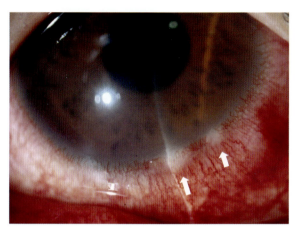

図 9. 輪部結膜の浸潤巣
SCL 患者にみられた多発する輪部結膜の浸潤巣.周辺部角膜にはドーム状に角膜浸潤がみられる.

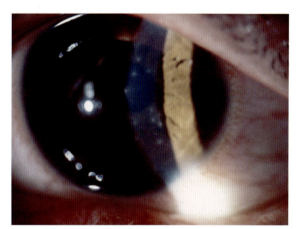

図 10. MPS 使用者にみられた角膜浸潤
比較的小さな浸潤巣が角膜全面に散在している.

病巣数が多いと,無菌性浸潤と判断されることが多いが,CL 装用者の場合には,微生物感染により多数の角膜膿瘍を形成することもある(図 7).鑑別が難しいようであれば,必ず角膜病巣を擦過し,細菌分離培養検査および薬剤感受性試験を行う[5].

3. 輪部・辺縁部の線状角膜浸潤

線状角膜浸潤は,輪部に沿って浸潤層を形成する.汚れた SCL の長時間装用や固着が原因であることが多く,loose fitting により SCL が下方に偏位して固着する.ときに輪部結膜の炎症所見が強くみられる場合があり(図 8),強膜炎様の充血に加え,輪部結膜の一部がドーム状に隆起し,結膜フリクテン様の状態を呈することがある(図 9).

4. 点状あるいは斑状角膜浸潤

角膜全面の点状あるいは斑状浸潤が,角膜全面にみられる場合がある.MPS の薬剤成分による反応といわれ,薬剤毒性あるいは薬剤アレルギーが疑われているが詳細不明である.角膜に出現した点状あるいは斑状の角膜浸潤の鑑別診断として,アカントアメーバ角膜炎の初期にみられる角膜浸潤がある.MPS による角膜浸潤は,比較的小さく,大きさはほぼ同一のことが多い(図 10).アカントアメーバ角膜炎の浸潤巣は大小不同であり(図 11),病巣に無関係な SPK の散在,偽樹枝状角膜炎,アカントアメーバ角膜炎に特異性の高い放射状角膜神経炎を観察する必要がある.また,アデノウイルス角結膜炎の晩期にみられる斑状の

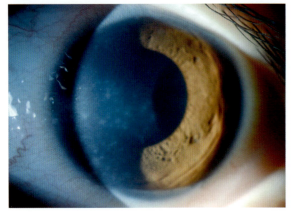

図 11. アカントアメーバ角膜炎
大小不同の浸潤巣が集簇してみられることが多い.

角膜上皮下浸潤が, SCL 装用中に再燃する可能性もある.

治療

角膜浸潤の治療は, SCL 装用中止と点眼薬治療を行う. 抗炎症点眼薬については, 軽症であれば非ステロイド系抗炎症点眼薬を選択するが, ある程度炎症が強い場合には副腎皮質ステロイド(ステロイド)点眼薬を使用する. その際には, 細菌, 真菌, アカントアメーバによる感染性角膜炎のほか, 単純ヘルペスウイルス感染症等を鑑別しなければならない. 角膜感染症が否定できない場合には, 抗菌薬あるいは抗真菌薬の局所投与を行うが, ステロイド点眼薬との併用は極力避け, 診察日をあけずに観察し, 初期治療薬の効果をみながら追加処方する.

病態が落ち着き, SCL を再使用する場合には, CL 装用したままでの就寝を禁止し, 装用時間の調整, SCL のケア方法の確認が必要である. 頻回交換型 SCL であれば, CL および CL ケースの洗浄や交換時期等を指導する.

文献

1) Robboy MW, Comstock TL, Kalsow CM：Contact lens-associated corneal infiltrates. Eye Contact Lens, 29：146-154, 2003.
   Summary CL 関連の非感染性角膜浸潤の誘因と病態を示した総説論文.
2) Carnt N, Jalbert I, Stretton S, et al：Solution toxicity in soft contact lens daily wear is associated with corneal inflammation. Optom Vis Sci, 84：309-315, 2007.
   Summary SCL 終日装用下での角膜浸潤とケア用品との関連を示した文献.
3) Imayasu M, Shiraishi A, Ohashi Y, et al：Effects of multipurpose solutions on corneal epithelium tight junctions. Eye Contact Lens, 34：50-55, 2008.
4) Wu PZ, Zhu H, Stapleton F, et al：Effects of alpha-toxin-deficient Staphylococcus aureus on the production of peripheral corneal ulceration in an animal model. Curr Eye Res, 30：63-70, 2005.
5) 稲田紀子：CL 装用と感染症(第 18 回). 日コレ誌, 53：239-240, 2011.

特集／コンタクトレンズトラブルシューティング

SCL

ソフトコンタクトレンズに伴う角膜変形(warpage)

湖崎 亮*

Key Words : 角膜変形(warpage), ソフトコンタクトレンズ(soft contact lens), カラーコンタクトレンズ(color contact lens), 低含水性HEMA(hydroxyethyl methacrylate), 前眼部OCT(anterior-segment optical coherence tomography)

Abstract : コンタクトレンズ(以下, CL)の角膜変形(以下, warpage)は, ハードコンタクトレンズがよく知られているが, ソフトコンタクトレンズ(SCL)装用者でも, 機械的な刺激もしくは酸素不足による角膜浮腫により引き起こされる可能性がある. 特に最近, 問題となっている低含水性カラーCLは, かなり酸素透過率の低い素材であり, 短時間の装用でも, 急性の酸素不足による角膜浮腫を起こすと報告されている. また, そのような低含水性CLの長期装用では, 角膜後面の変化も起こす可能性があり注意が必要である. CLの中止によって角膜形状が正常化する期間は, SCL素材の種類, タイプ, 装用年数, 装用時間など個人差が大きく, warpageの診断・評価にはスリットスキャン式角膜形状解析装置や前眼部OCTが有用である.

はじめに

コンタクトレンズ(以下, CL)による角膜形状異常, つまり角膜変形(warpage)は, ハードコンタクトレンズ(以下, HCL)装用者で起こることがよく知られている[1)2)]. Hartsteinが1965年に初めてwarpageを報告した当時のHCLは, 酸素を透過しないPMMA(polymethyl methacrylate)レンズが主流であり, 酸素分圧低下により角膜浮腫を引き起こし, そのために角膜が急峻化しwarpageが引き起こされていた. ガス透過性レンズ(rigid gas permeable contact lens : RGP)が主流となると, 角膜浮腫による変形は軽減されたが, 固着などのフィッティング不良を起こすと, 眼瞼圧の影響で角膜は扁平化する. ソフトコンタクトコンタクトレンズ(以下, SCL)によるwarpageは, HCLと比べ角膜形状変化は軽微であり, プラチド式の角膜形状解析装置が開発されてから報告がされるようになってきた[3)~5)]. 1970年代に初めてSCLが発売されたが, 当時の素材は低含水性HEMA(hydroxyethyl methacrylate)で, かなり酸素透過率が低く, 角膜浮腫などのトラブルが多かった. その後, 高含水性HEMA素材のグループ2(ISO分類)のSCLが1980年代に発売され, さらに1991年にはディスポーザブルSCL(グループ4), さらに2006年になって非常に酸素透過率が高いシリコーンハイドロゲルレンズ(グループ5)が発売されると, 酸素分圧低下による角膜浮腫は, かなり軽減された(図1)[6)]. しかしながら, 近年, 約50年も前に発売されていた低含水性HEMA素材を使ったカラーCLが承認の容易さから出回り, さまざまなトラブルを起こし社会問題となっている. カラーSCLの素材, 酸素透過率の詳しい内容は本誌他稿にお任せするが, カラーCL装用者の多くは, CLの素材やフィッティングよりも, 色合いやサイズ, 値段を重視し, 初めての購入か

---

* Ryo KOSAKI, 〒545-0021 大阪市阿倍野区阪南町1-51-10 医療法人湖崎会湖崎眼科, 副院長

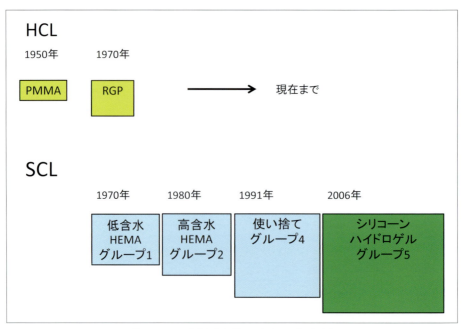

図 1. CL の歴史（文献 6，図 1 より改変）
HCL と SCL の素材の変化を示している．SCL のグループは ISO 分類で表示

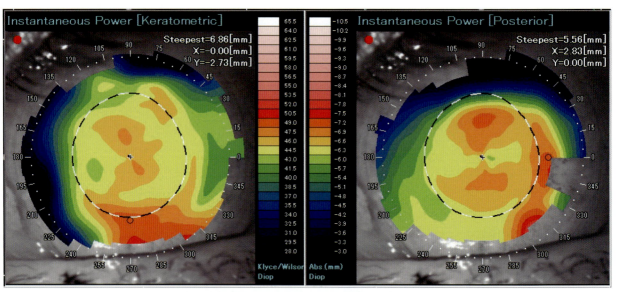

図 2. 症例 1：CL の固着による角膜変形（CASIA）
Instantaneous パワーマップで表示．角膜中央部が突出し，下方の急峻化を認める．

ら，インターネットやディスカウントストア，雑貨店などの非医療機関で購入している．もちろん，そのようなファッション感覚でカラー CL を選択している装用者は，初めから眼科を受診していないため，正しい装脱方法や消毒方法などを教わっていないし，定期検査もしないケースがほとんどである．

最近のカラー CL のトラブルで注目されてきた SCL による warpage であるが，その原因や特徴について述べてみたい．

SCL の warpage の原因

SCL に対する warpage の原因としては，CL 素材の硬さや眼瞼などによる機械的刺激，低い酸素透過率の CL の装用，就眠時装用や使用超過など，適正に使用されていないことによる酸素分圧低下

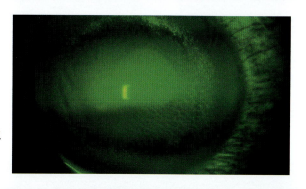

図 3.
症例 2：カラー CL の上皮障害
1 日ディスポーザブルカラー CL（グループ 1 Dk/L 値 24）を入眠時も装用し，色素部に一致した角膜上皮障害を認める．

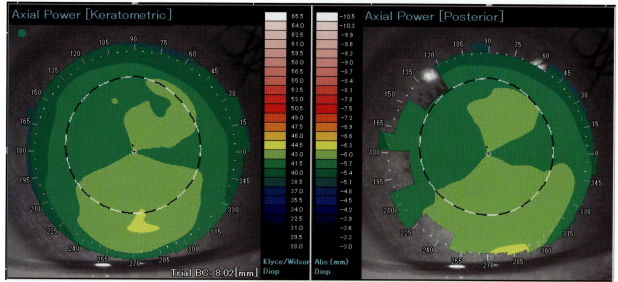

図 4．症例 2 の前後面の axial パワーマップ（CASIA）
蝶ネクタイパターンのくびれ，下方の若干の急峻化を認めるが，全体的には緑色で，形状変化は大きくないように見える．角膜上皮障害があっても，角膜形状解析には影響を受けていない．

が引き起こす角膜浮腫が主に考えられる．

1．機械的刺激による変形

SCL の酸素透過率がどうであれ，タイトフィッティングであったり，就眠時装用などによる機械的な刺激で warpage は起きる（図 2）．しかしながら，特に低含水性 HEMA 素材のカラー CL は，レンズ径が大きく，色素部分をカバーするためにレンズ表面を透明な HEMA で覆っているため，周辺部のレンズ厚が厚くなっており，色素部分は凹凸になっている場合もあり，その影響で角膜にリング状の上皮障害を起こすこともある（図 3）．さらに，スティープな製品が多くレンズは硬い．ベースカーブも 1 種類しかないために，タイトフィッティングとなりやすく，低含水性カラー CL 装用者は機械的刺激による warpage を起こしやすい（図 2，4〜6）．

2．角膜浮腫による変形（図 7）

従来型や低含水性 HEMA 素材のカラー CL など，酸素透過性が低い SCL による急性の酸素不足や，これら酸素透過率の低い CL の長期装用による慢性の影響が考えられる．低含水性 HEMA の透明 CL を対照として，低〜高含水性 HEMA のカラー CL を 16 種類，8 時間装用した臨床試験では，低含水性 HEMA 素材のカラー CL が中・高含水性カラー CL だけでなく対照の低含水性の透明 CL と比べてもより角膜厚が厚くなり輪部充血が強くなったという結果が出ており，現在，市販されているカラー CL の多くは，たった 8 時間装用でも急性の酸素不足を引き起こす可能性があることが推測されている[7]．一方，従来型 SCL の 20 年以上の長期装用者で，角膜中央部の急峻化と，円錐角膜パターンではないが後面の変形も認め一部菲薄

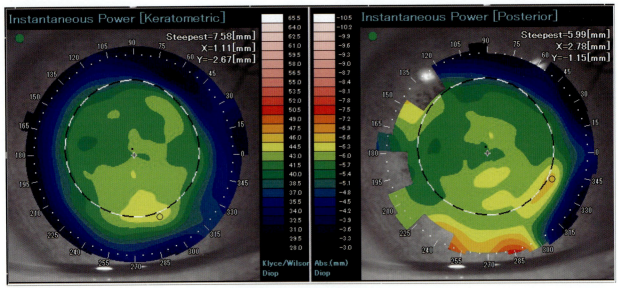

図 5. 症例 2 の前後面の instantaneous パワーマップ（CASIA）
前後面の変化がより強調されている．特に後面で，一部，突出している．

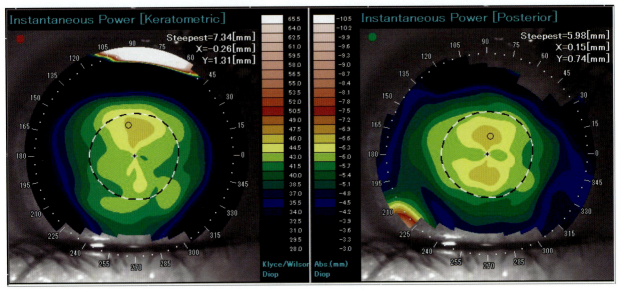

図 6. 症例 3：カラー CL のタイトフィッティングと急性酸素不足による角膜変形
1 日ディスポーザブルカラー CL（グループ 1）装用者でタイトフィッティングによる輪部充血が強い症例．前後面の instantaneous パワーマップ（CASIA）で表示しているが，前後面とも中央部の急峻化を認める．

化した[8]．また，実際に円錐角膜と間違えられたという報告もあり[9]，このような長期装用者では，角膜後面の変化にも注意が必要と考えられる．

Warpage の診断方法

SCL による warpage には，微細な角膜の変化も知ることができる角膜形状解析装置を用いるのがベストであるが，結果は axial パワーより，局所の変化をより強調する instantaneous パワーで評価するのが適している（図 2，4～7）[10]．また，角膜上皮障害を起こしている場合では，涙液層や上皮の不整でマイヤーリングが乱れるため，プラチド式角膜形状解析装置では不正確となる．さらに，長期装用で起こるような角膜後面の変化や，急性の酸素不足による角膜厚の変化を捉えることを考えると，上皮や涙液の影響も少なく角膜前後

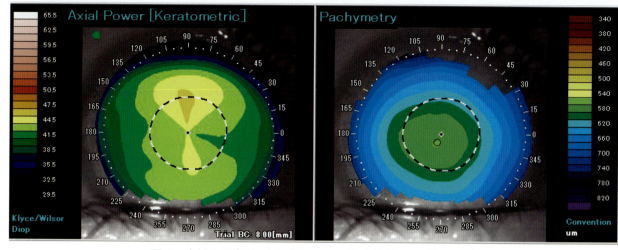

図 7．症例 3 の前面 axial パワーマップと角膜厚マップ（CASIA）
前面 axial パワーマップでは変化が軽微であり，SCL の影響がわかりにくい．角膜厚マップでは周辺の角膜厚が厚くなっており，急性酸素不足の影響があると推測される．

面の解析もできる Pentacam®（ニコンヘルスケアジャパン）のようなスリットスキャン式角膜形状解析装置か，前眼部 OCT（optical coherence tomography）の CASIA2（トーメーコーポレーション）が有用と思われる．

SCL の warpage が正常化するまでの期間

SCL の warpage の治療は，基本的には CL の中止であるが，問題は正常化するまでの期間である．RGP レンズに関しては，4～8 週間，終日 SCL で 2 週間かかるという報告が一般的であるが，連続タイプで 11 週，乱視で 5.5 週，1day で 2.5 週かかったという報告[11]や，従来型 SCL の 20 年以上の長期使用例では，正常化するのに 3 か月要したという報告[8]もあり，SCL 素材の種類，タイプ，装用年数，装用時間など個人差が大きい[9)12)～14)]．角膜形状解析装置で変形の程度を確認しながら，いつまで中止させるかを判断すべきである．

おわりに

SCL の warpage は，高含水性やシリコーンハイドロゲルの SCL であれば，比較的変化が微細で短期間の SCL の中止で正常化すると考えられる．しかしながら，従来型の SCL の長期間の装用者や，最近特に問題となっている低含水性 HEMA 素材のカラー CL 装用者では，正常化するのに 2～3 か月を要する可能性がある．非医療機関でカラー CL を購入している場合は，ほとんどが低含水性 HEMA 素材のレンズであり，これらのカラー CL 装用者はファッション感覚でカラー CL を選んでおり，CL の危険性を理解していない．せめて高含水性やシリコーンハイドロゲルのカラー CL に誘導し，いかに医療機関を継続して受診させるようにするかがポイントであろう．いずれにしろ，SCL の warpage の診断には，角膜形状解析装置が必須と考える．

文　献

1) Hartstein J：Corneal warping due to wearing of corneal contact lenses. A report of 12 cases. Am J Ophthalmol, **60**：1103-1104, 1965.
2) Calossi A, Verzella F, Zanella SG：Corneal warpage resolution after refitting an RGP contact lens wearer into hydrophilic high water content material. CLAO J, **22**：242-244, 1996.
3) Wilson SE, Lin DT, Klyce SD, et al：Topographic changes in contact lens-induced corneal warpage. Ophthalmology, **97**：734-744, 1990.
4) Wilson SE, Lin DT, Klyce SD, et al：Rigid contact lens decentration：a risk factor for corneal warpage. CLAO J, **16**：177-182, 1990.
5) Schornack M：Hydrogel contact lens-induced corneal warpage. Cont Lens Anterior Eye, **26**：153-159, 2003.

6) 渡邉　潔：カラーコンタクトレンズの将来　なに
   を求めるか．あたらしい眼科，**35**：1497-1502，
   2018.

7) 糸井素純，植田喜一，渡邉　潔ほか：カラーコン
   タクトレンズの8時間装用の臨床試験．日コレ
   誌，**57**：107-120，2015.

8) 荒地里江，津田倫子，糸井素純ほか：ソフトコン
   タクトレンズ装用者にみられた顕著な角膜変形．
   日コレ誌，**56**：214-218，2014.

9) Tseng SS, Hsiao JC, Chang DC：Mistaken diag-
   nosis of keratoconus because of corneal warpage
   induced by hydrogel lens wear. Cornea, **26**：
   1153-1155, 2007.

10) 湖﨑　亮：角膜トポグラフィーの読み方（基本
    編）．身につく角膜トポグラフィーの検査と読み
    方，金原出版，pp. 29-40，2012.

11) Wang X, McCulley JP, Bowman RW, et al：Time
    to resolution of contact lens-induced corneal
    warpage prior to refractive surgery. CLAO J,
    28：169-171, 2002.

12) Tsai PS, Dowidar A, Naseri A, et al：Predicting
    time to refractive stability after discontinuation of
    rigid contact lens wear before refractive surgery.
    J Cataract Refract Surg, **30**：2290-2294, 2004.

13) Hashemi H, Firoozabadi MR, Mehravaran S, et
    al：Corneal stability after discontinued soft con-
    tact lens wear. Cont Lens Anterior Eye, **31**：
    122-125, 2008.

14) Rayess Y, Arej N, Abdel Massih Y, et al：Influ-
    ence of soft contact lens material on corneal
    warpage：prevalence and time to resolution.
    Can J Ophthalmol, **53**：135-138, 2018.

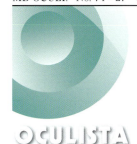

特集/コンタクトレンズトラブルシューティング

SCL SEALs

東原尚代[*1] 山岸景子[*2]

Key Words: superior epithelial arcuate lesions(SEALs), epithelial spilitting, 弾性率(modulus), シリコーンハイドロゲルレンズ(silicone hydrogel contact lenses), カラーコンタクトレンズ(cosmetic color contact lenses)

Abstract: SEALsは上方の角膜輪部に弓状に発症する角膜上皮障害である．最初は1～数個の上皮障害で無症候性であるが，放置すると病巣が横方向へと拡大して弓状の角膜上皮障害へと進展する．最大の要因は弾性率の高いSCLによる機械的摩擦である．弾性率の高い第1世代のシリコーンハイドロゲルレンズや強度近視で周辺の厚みが強いレンズ，タイトフィッティングで生じやすい．最近では，一部のカラーCLでタイトフィッティングが原因と思われるSEALsが散見される．SEALsの初期病変は自覚症状が乏しく結膜充血もないため，SCL装用下の診察では見逃されやすい．SEALsは重症化すると充血や角膜浸潤を伴うため，上眼瞼をしっかり挙上して角膜上輪部の観察と裸眼でのフルオレセイン染色を行う．治療はSCL装用の一時中止と弾性率の低いSCLへの変更を行い，カラーCL装用で発症する症例では装用を中止させる．

はじめに

ソフトコンタクトレンズ(soft contact lens: SCL)装用時には眼表面で摩擦が生じやすい(図1)．眼瞼結膜の異物溝前方の結膜上皮の肥厚部(lid wiper)と結膜嚢および眼球表面からなる間隙は，生理的には，瞬目時に摩擦を生じない空間でKessing spaceと呼ばれる．SCL装用時に瞬目すると，このKessing spaceにおいてレンズ表面とlid wiper部(図1-①)や，SCL表面と上眼瞼結膜との間(図1-②)に摩擦が生じる．さらに，上眼瞼による機械的摩擦がsuperior epithelial arcuate lesions(SEALs)と称される角膜上皮障害を生じ

させる(図1-③)[1)～3)]．

SEALsとは

SEALsはSCL装用に伴う角膜上皮障害の1つで，1970年代にコンベンショナルSCLの合併症として最初に報告され，今もなお，ハイドロゲル素材の低含水SCLやシリコーンハイドロゲルレンズ(silicone hydrogel contact lenses: SHCL)装用においてみられる角膜所見である[1)～3)]．近年は低含水のハイドロゲル素材のカラーコンタクトレンズ(カラーCL)装用者で増加している[2)]．SEALsの主な原因は瞬目による角膜上方の機械的摩擦であり，角膜の形状とレンズのデザインの不一致が大きく関与するとされる[4)]．ここではSEALsの臨床像をまとめ，さらに発症の要因をSCL側と患者側に分けて考え，その適切な対処を考えてみたい．

[*1] Hisayo HIGASHIHARA, 〒621-0861 亀岡市北町57-13 ひがしはら内科眼科クリニック，副院長/京都府立医科大学眼科，客員講師
[*2] Keiko YAMAGISHI, 〒634-0803 橿原市上品寺町523 かしはら山岸眼科クリニック，副院長/京都府立医科大学眼科

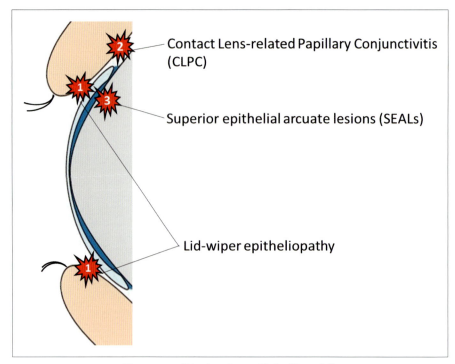

図 1. SCL 装用時に生じる眼表面との摩擦
SCL 装用時の瞬目では SCL と眼瞼の摩擦(①lid-wiper epitheliopathy,②contact-lens-related papillary conjunctivitis)や,SCL と角膜の摩擦が生じる(③superior epithelial arcuate lesions).

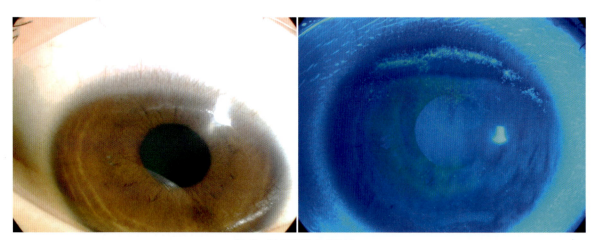

図 2. 無症候性の SEALs a|b
上方の角膜輪部から 2 mm ほどの部位に弓状の角膜上皮障害を認める(a).充血や細胞浸潤はない.
弓状の角膜上皮障害がフルオレセインで染色される(b).

SEALs の臨床像

1. 細隙灯顕微鏡所見

SEALs は上眼瞼が圧迫する上方角膜(10 時-2 時方向)に,角膜輪部から 2〜3 mm 離れた部位に生じる弓状の角膜上皮障害で,従来から報告されている epithelial splitting と同義の疾患である[4].

最初は 1〜数個の点状表層角膜症でも放置すると上皮障害は横方向に拡大して進行し,弓状の角膜上皮障害となる(図 2).病巣の大きさは幅 0.1〜0.3 mm,長さ 1〜5 mm 程度で病巣の辺縁は不整であり,透明帯を有してフルオレセインで染色される.長期に遷延する場合や重症例では血管侵入や炎症性細胞浸潤を生じる(図 3).通常,片眼性

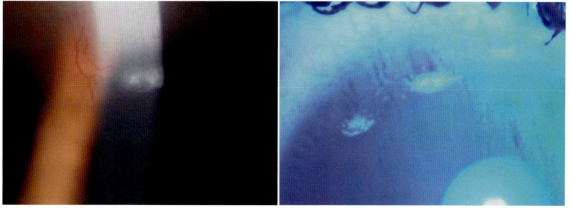

a|b 図3. 炎症を伴った SEALs（39歳，女性）
若い頃から低含水ハイドロゲル SCL を装用し，最近は眼科を受診せずインターネットで同じレンズを購入し続けていた．1か月前から SCL を外すと異物感があると眼科受診．右眼の角膜上方に細胞浸潤と血管侵入を伴う SEALs を認めた(a)．フルオレセイン染色で上皮障害が確認される(b)．孤立した3つの病変が確認できる．

右眼　　　　　　　　　　左眼

図4. カラー CL 装用による両眼性の SEALs 様病変（30歳，女性）
メーカー不明の1日使い捨てカラー CL を装用しており，目の痛みを訴えて眼科受診．両眼の角膜上方に SEALs 様病変を認めた．
（松澤亜紀子先生のご厚意による）

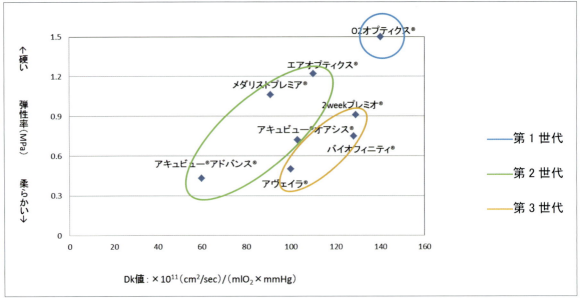

図 5. SHCL の世代別弾性率と Dk 値の関係(文献 6 のデータより引用改変)
第 1 世代 SHCL に比較して,第 2 世代,第 3 世代で弾性率が低い.

であるが,カラー CL 装用者ではときに両眼性の SEALs 様病変を認めることがある(図 4).

2. 症　状

無症候性のことがほとんどで,重症化した症例では充血や異物感を訴えることがある.無症候性ゆえに見逃すリスクがあるため,SCL 検診では上眼瞼を上げて角膜上方の診察を怠らないよう心がける.

発症要因

1. SCL 側の要因

a) 弾性率の高い SCL

SEALs の主たる原因は SCL による周辺部角膜への機械的摩擦とされる.低含水のハイドロゲル SCL 装用者にも起こることがあるが,SHCL[1)~3)5)]など硬い素材で発症しやすい.一般に SCL の硬さは弾性率(modulus)という指標で表され,数値が大きい素材ほどコシがあり,逆に数値が小さい素材では柔らかいことを意味する.SHCL の物性については酸素透過率が高い程,弾性率が高い特徴がある.SHCL ではメーカー表示のデータをもとに弾性率と酸素透過率の関係を比較すると,第 1 世代でより弾性率が大きく,第 2,第 3 世代では弾性率が小さくて柔らかい素材が確認できる(図 5)[6)]. ただし,弾性率の測定方法は各メーカーによって異なるため,単純に比較できるものではない[7)].同一方法で弾性率を測定したデータをみると,弾性率は製品によって大きく異なることがわかる(図 6).

b) タイトフィッティング

タイトフィッティングでは角膜周辺部への摩擦が亢進しやすい.ハード CL と異なり SCL はベースカーブの選択肢が少ないため,角膜形状によってはタイトフィッティングになる例が存在する.SCL のベースカーブとともに重要なのはレンズ径であり,レンズ径が大きいほど sagittal depth が深くなるためタイトフィッティングが起こりやすい[8)].タイトフィッティングでは涙液交換が悪くなるだけでなく角膜周辺部への圧迫が生じやすい.

c) 汚れた SCL

CL の汚れはアレルギーを誘発するだけでなく,レンズ表面の汚れが凹凸面をきたすことで眼表面への物理的摩擦が増強する結果,LWE や CLPC が生じやすい(図 7).SEALs においても汚れたレンズはリスクファクターになると報告されている[2)4)].

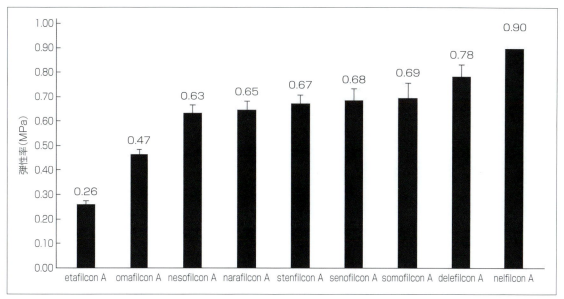

図 6. 各種 SCL の弾性率（文献 7 より引用）
同一の測定方法で計測した SHCL の弾性率を示す．対照であるハイドロゲル SCL（etafilcon A）と比較して，概ね SHCL の弾性率は高く，また，製品によって大きく値が異なる．

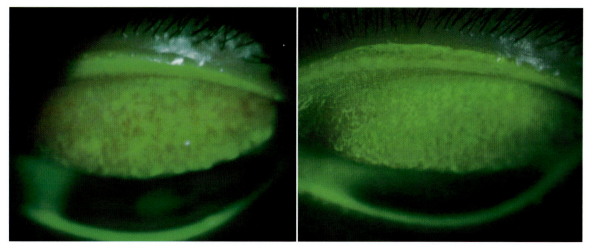

a | b　**図 7.** レンズケアの指導で LWE と CLPC が改善した SHCL 装用者
a：MPS で SHCL をこすり洗いせず使用していたため上眼瞼の著明な LWE と CLPC を認めた．
b：SHCL 種類は変更しないで正しいレンズケアを指導しただけで LWE と CLPC は改善した．

d）変形した SCL

一般に SCL は汚れと乾燥に伴いスティープ化する[9]．変形した SCL は角膜周辺部への機械的摩擦が大きくなる．SCL の変形の要因として，煮沸消毒（現在は使用されていない）と SHCL のクレンジング剤の影響[10]が知られている．

e）カラー CL

最近インターネットや雑貨店で販売されているカラー CL はサイズの大きなものが多く，ベースカーブは 1 種類しかない．月山らは低含水 HEMA 系サークルレンズを，同じレンズ直径で低含水 HEMA 系素材のクリアレンズと比較したところ，ベースカーブがサークルレンズで有意に小さく，sagittal depth が有意に深かったと報告している[8)11)12]．また，高橋らは −8D カラー CL の厚みが −3D と比較して中間周辺部に約 2 倍の厚みがあったと報告している[13]．日常臨床においてもカラー CL 装用眼でタイトフィッティングに陥り，

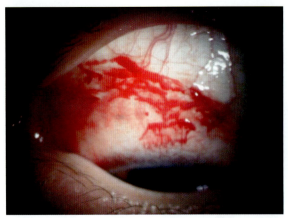

図 8. カラー CL 装用者でみられた結膜血管の怒張
雑貨店で購入した低含水 HEMA 素材のカラー CL が
タイトフィッティングだったために，結膜が強く圧迫
されレンズエッジが当たる球結膜の血管が怒張した．

表 1. SEALs と SLK の鑑別

	SEALs	SLK
患者要因	CL 装用者	高齢者女性
所見	角膜上輪部びらん	角膜上輪部びらん 結膜肥厚・充血 結膜弛緩
治療	CL 中止	ドライアイ加療

SEALs : superior epithelial arcuate lesions
SLK : superior limbic keratoconjunctivitis

強い結膜圧迫により結膜充血を生じる例を経験する(図8)．1 日使い捨てタイプであってもカラー CL 装用者の両眼に色素付着を伴う SEALs 様病変を生じた例が報告されているように[14]，カラー CL は SEALs 発症の原因となる多くの要素を持ち合わせている．

2．患者側の要因

a）強度近視・角膜形状

大内らは SEALs と同義の epithelial splitting 発症の患者背景として，周辺角膜の扁平化と強度近視を挙げている[4]．角膜中央部と周辺部の角膜曲率半径の差が大きく周辺部がフラットな場合，周辺部角膜に対して SCL のベースカーブがスティープとなるため SEALs を発症しやすい．また，強度近視では SCL の中間周辺部に厚みが生じることで，垂直方向で角膜上皮への物理的摩擦が増強する[15]．

b）眼瞼圧

SEALs が SCL 装用時の角膜上方への圧迫が背景にあることから，眼瞼圧の関与も指摘されている．太田らは眼瞼圧と SEALs 発症を検証し，有意差はなかったものの，一重瞼の患者は二重瞼よりも SEALs 発症率が高い傾向にあると報告した[16]．開瞼時にできる眼瞼溝の深さが SEALs 発症に関与している可能性がある．

c）ドライアイ

涙液は潤滑剤として瞬目時の眼瞼から眼球表面に及ぶ摩擦を軽減する働きを持っている．SCL を装用すると涙液層がレンズ上とレンズ下に分断されるため，レンズ下と角膜の間の瞬目時の摩擦が亢進する．

鑑別診断

SEALs と同様に角膜上方に上皮障害を発症する疾患として上輪部角結膜炎(superior limbic keratoconjunctivitis：SLK)がある(表 1，図 9)[17)18]．SLK は中高年の女性に多く，角膜上部のみならず，そこに隣接する結膜もフルオレセインで染色されることが SEALs との大きな違いである．また，SLK では結膜の肥厚や充血，上方の結膜弛緩を伴う．SLK の原因は上方球結膜の弛緩，結膜と強膜の接着不良が関係しており，上方の弛緩した球結膜に瞬目時の機械的刺激が加わって生じる．SLK で摩擦が亢進する原因として，球結膜弛緩以外にドライアイが挙げられ，治療はドライアイ点眼や必要に応じて外科治療(涙点プラグや上方の結膜弛緩手術)を行う．

治 療

1．SCL の中止

ごく軽症では人工涙液の点眼で治癒が期待できるが，重症化すると角膜浸潤，角膜潰瘍に発展する可能性があるため，治癒までは SCL 装用時間を短縮するか中止して二次感染予防のために抗菌薬の点眼を処方する．多くは CL 装用を 2,3 日中止すると治癒する．

2．SCL 種類の変更

SCL のフィッティングは，プッシュアップテストによるレンズの動き，レンズエッジによる球結膜の圧迫や充血など，タイトフィッティングの所

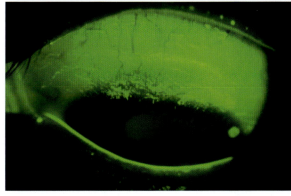
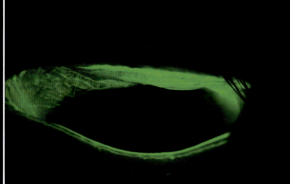

図 9. 上輪部角結膜炎
a:角膜上方から球結膜にかけてフルオレセインで染色される上皮障害を認める.
b:上眼瞼でしごくと上方の球結膜に弛緩を生じる.

見がないか確認する.ベースカーブの選択肢があればフラットに変更して角膜周辺部への摩擦を減らす.できれば1日使い捨ての高含水ハイドロゲルSCLか,SHCLであればレンズ表面の水濡れ性が高く弾性率が小さく柔らかい素材へ変更する.強度近視では中間周辺部のレンズ厚みがつよくなるため,弾性率が小さく薄型の素材を選択する.カラーCL装用が原因の場合はただちに装用を中止させる.

3. 点眼治療

無症候性のSEALsではSCL装用の中止と人工涙液点眼の投与により数日で治癒する.充血や炎症性細胞浸潤を伴う場合は,感染予防に抗菌薬点眼を4回/日で投与する.

4. レンズケア

SHCLの患者ではMPS使用患者にSEALsの発生が多いとされている.MPSは洗浄効果が弱いため,強力洗浄剤によるこすり洗いを併用するか,過酸化水素あるいはポビドンヨードによる消毒に変更する.

さいごに

SEALsの多くはSCL装用を数日中止するだけで治癒する.無症状のことが多く放置しがちであるが,ときに輪部充血や角膜血管新生を伴い,重症化すると角膜浸潤,角膜潰瘍へと進展して角膜白斑に至ることもあり,早期発見と適切な対応が必要である.

文献

1) Lin MC, Yeh TN: Mechanical complications induced by silicone hydrogel. Eye Contact Lens, **39**:115-124, 2013.
2) 糸井素純:私の処方私の治療 SEALs(superior epithelial arcuate lesions). 日コレ誌, **59**:164-167, 2017.
3) 横井則彦:ソフトコンタクトレンズ装用時の眼乾燥感のメカニズム/補遺. 日コレ誌, **51**:S33-S35, 2009.
4) 大内景子,小玉裕司,丸山勝巳ほか:ソフトコンタクトレンズ装用上のepithelial splittingについて. 日コレ誌, **43**:12-14, 2001.
   Summary SCL装用者110名を対象にepithelial splittingの発症が角膜周辺部におけるSCLの機械的刺激によると示した文献.
5) Jones L, Macdougall N, Sorbara LG: Asymptomatic corneal staining association with the use of balafilicon silicone-hydrogel contact lenses disinfected with a polyminopropul biguanide-preserved care regimen. Optom Vis Sci, **79**:753-761, 2002.
6) 田中英成:コンタクトレンズ博物誌その16. 日コレ誌, **52**:225-228, 2010.
7) 丸山邦夫,佐野研二:ソフトコンタクトレンズの柔らかさとは何か マテリアル宮殿 第14回. 日コレ誌, **59**:178-182, 2017.
8) 月山純子:一歩進んだコンタクトレンズ処方—サークルレンズ(カラーコンタクトレンズ)の処方—. 日コレ誌, **59**:119-203, 2017.
9) 糸井素純:理論. 日コレ誌, **41**:66-70, 1990.
10) 月山純子:コンタクトレンズに対する化粧品とクレンジング剤の影響. 日コレ誌, **52**:101-107, 2010.
11) 月山純子,宮本裕子,高橋 彩ほか:低含水性

HEMA 素材カラーコンタクトレンズの形状についての検討. 第60回日本コンタクトレンズ学会総会 一般講演.

12) 月山純子, 宮本裕子, 福田昌彦ほか：カラーコンタクトレンズの着色部位がレンズ形状に与える影響について. 日眼会誌, **118**：817-825, 2014.

13) 高橋　彩, 月山純子, 宮本裕子ほか：カラーコンタクトレンズの厚みに関する検討. 第60回日本コンタクトレンズ学会総会 一般講演.

14) 宮本裕子, 月山純子, 児玉　彩ほか：1日使い捨てカラーコンタクトレンズによる色素付着を伴う角膜上皮障害の考察. 日コレ誌, **58**：39-42, 2016.

15) Woffsom JS, Drew T, Dhallu S, et al：Impact of soft contact lens edge design and midperipheral lens shape on the epithelium and its indentation with lens mobility. IOVS, **54**：6190-6196, 2013.

16) 太田清彦, 白石　敦, 大橋裕一：superior epithelial arcuate lesion 発症における眼瞼圧の関与. 日コレ誌, **53**：12-17, 2011.

17) 山田昌和：SLK. あたらしい眼科, **33**：1461-1462, 2016.

18) Theodore FH：Superior limbic keratoconjunctivitis. Eye Ear Nose Throat Mon, **42**：25-28, 1963.

眼科月刊誌 OCULISTA 小児関連特集号のご案内

Monthly Book OCULISTA
各号 定価(本体価格 3,000 円＋税)
B 5 判 オールカラー

No.53
2017 年 8 月号

複視を診たらどうするか

編集企画 加島陽二(日本大学准教授)

さまざまな原因によって引き起こされる複視。診察の基本、特徴、鑑別方法から治療法までエキスパートが詳説。日常診療ですぐに役立つ知識をまとめた一冊です。

No.43
2016 年 10 月号

色覚異常の診療ガイド

編集企画 市川一夫(中京病院／中京眼科視覚研究所)

学校健診で色覚検査の実施が推奨されるようになり、臨床現場でも色覚異常に対する深い知識と理解が求められています。検査、学校での対応、将来の職業適性など幅広く詳説。

No.40
2016 年 7 月号

発達障害者(児)の眼科診療

編集企画 田淵昭雄(川崎医療福祉大学特任教授)

眼科診療で発達障害を見逃さず、適切な診断・治療・指導を行うことは患児の将来にとって極めて重要です。すべての眼科医に知ってほしい発達障害の知識を網羅した一冊。

No.28
2015 年 7 月号

小児眼科診療のコツと注意点

編集企画 東 範行(国立成育医療研究センター)

さまざまな視点からアプローチし、さらに大人との違いも踏まえて診なければならない小児の眼診療。早期発見、早期治療により最善策をとるため本誌を有効にご活用ください。

No.25
2015 年 4 月号

斜視診療のコツ

編集企画 佐藤美保(浜松医科大学病院教授)

早期発見と正確な診療がカギを握ることが多い斜視について、眼科医に役立つ最新情報を解説。さまざまな原因から起きる斜視の臨床の実際が分かる一冊です。

No.24
2015 年 3 月号

眼科アレルギー診療

編集企画 福島敦樹(高知大学教授)

眼科アレルギー疾患について臨床ですぐに役立つよう、疾患分類、具体的な治療法を、最新データを用いて実際的に解説。より精度の高い診断と治療に向けてご活用ください。

No.23
2015 年 2 月号

ポイント解説 眼鏡処方の実際

編集企画 長谷部 聡(川崎医科大学教授)

屈折矯正の基本である眼鏡処方について、一味も二味も異なる矯正法を提供できる、実践的な解説をコンパクトにまとめました。さっと開いてぜひ日常診療にご活用ください。

全日本病院出版会
〒113-0033 東京都文京区本郷 3-16-4 Tel:03-5689-5989
www.zenniti.com Fax:03-5689-8030

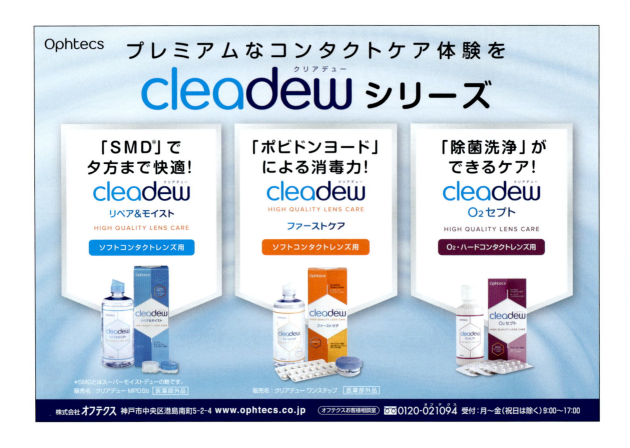

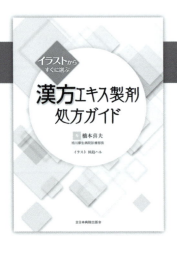

新刊

イラストからすぐに選ぶ
漢方エキス製剤処方ガイド

著：**橋本喜夫** 旭川厚生病院診療部長　イラスト：田島ハル
2018年4月発行　B5判　280頁　定価(本体価格 **5,500** 円＋税)

これから漢方エキス製剤の処方を学びたい方でも、イラスト、重要な生薬効能、そして全256症例の紹介で、簡単に理解を深めることができます。
用語解説付きですぐに役立つ、すべての医師必携の一冊です！

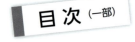 (一部)

[1] 葛根湯
　汗の出ない感冒，上半身の疼痛，上半身の炎症に使用せよ
[2] 葛根湯加川芎辛夷
　蓄膿症や鼻閉感に使用すべき
[3] 乙字湯
　痔疾患なら第一選択

[5] 安中散
　胃の痛みや生理痛に使用すべし
　……（全128製剤）
本書を読むために（理解を深めるために）
テクニカルターム（用語）解説
漢方エキス製剤索引・生薬名一覧

 全日本病院出版会
〒113-0033　東京都文京区本郷 3-16-4　Tel：03-5689-5989
http://www.zenniti.com　　　　　　　　Fax：03-5689-8030

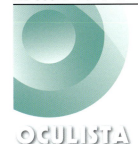

特集／コンタクトレンズトラブルシューティング

SCL

コンタクトレンズによる乳頭結膜炎

山岸景子[*1] 東原尚代[*2]

Key Words： コンタクトレンズ関連乳頭結膜炎（contact lens-induced papillary conjunctivitis：CLPC），巨大乳頭結膜炎（giant papillary conjunctivitis：GPC），アレルギー性結膜炎（allergic conjunctivitis），ハイドロゲルレンズ（hydrogel contact lenses），シリコーンハイドロゲルレンズ（silicone hydrogel contact lenses：SHCL），コンタクトレンズケア（contact lens care）

Abstract：コンタクトレンズ装用に伴う乳頭結膜炎は，装用感，眼脂，霧視，上眼瞼腫脹，瞬目に伴うレンズの上方偏位などの症状が出現する．要因として，レンズと上眼瞼結膜との機械的摩擦と，レンズの汚れに対するアレルギー反応の2つが挙げられる．前者は上眼瞼結膜の瞼縁付近にのみ乳頭形成される局所型を，後者は乳頭形成が上眼瞼結膜全体に及ぶ全体型の病型をとる．診断は細隙灯顕微鏡にて上眼瞼結膜の乳頭の有無，形成部位を観察する．治療はどちらのタイプでもレンズ装用の中止とともに抗アレルギー点眼液で管理し，中等度以上では必要に応じて低力価ステロイド点眼液を併用する．さらに局所型では機械的摩擦を軽減すべく弾性率の低い素材へ変更を，全体型では1日使い捨てタイプに変更するか，やむなく頻回交換タイプを選択する場合には汚れにくい素材に変更し徹底したレンズケアを指導する．

はじめに

コンタクトレンズ（contact lens：CL）の合併症の1つにアレルギー性結膜炎がある．中でも，CL関連乳頭結膜炎（contact lens-induced papillary conjunctivitis：CLPC）はいったん生じると容易には治らず，装用感や見え方の悪化を生じて患者のQOVは低下する．本稿では，特にソフトCL（SCL）によるCLPCに焦点を当て，その診断および治療について解説する．

診断（病型の判別）

アレルギー性結膜炎疾患診療ガイドライン（第2版）より，診断チャートを図1に示す[1]．CL装用者に生じるアレルギー性結膜炎はCLPCと総称され，重症化して乳頭の直径が1 mm以上の巨大乳頭が形成された場合に巨大乳頭結膜炎（giant papillary conjunctivitis：GPC）とみなし，CLPCとは厳密に区別される．CLPCの診断は，CL装用者の上眼瞼結膜を翻転して上眼瞼結膜に乳頭形成の有無を観察して行う．

1. 局所型と全体型

CLPCは乳頭の形成部位から局所型と全体型に分類できる．両者の特徴を表1に示す．前者は乳頭が上眼瞼結膜の瞼縁付近に限局して形成される（図2）のに対し，全体型は上眼瞼結膜全体に形成されるのが特徴である（図3）．

2. 鑑別診断

CLPCと同じく上眼瞼結膜に乳頭増殖をきたす疾患に，アトピー性角結膜炎（atopic keratoconjunctivitis：AKC）と春季カタル（vernal kerato-

---

[*1] Keiko YAMAGISHI, 〒634-0803 橿原市上品寺町523 かしはら山岸眼科クリニック，副院長／京都府立医科大学眼科
[*2] Hisayo HIGASHIHARA, 〒621-0861 亀岡市北町57-13 ひがしはら内科眼科クリニック，副院長／京都府立医科大学眼科，客員講師

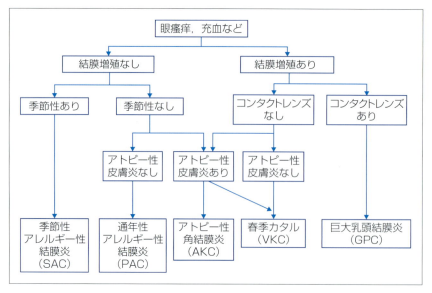

図 1.
アレルギー性結膜炎診断
チャート
(文献 1 より引用)

表 1. CLPC の分類

	乳頭形成の場所	使用レンズの IgE	原因
局所型	上眼瞼結膜瞼縁付近のみ	低値	機械的刺激
全体型	上眼瞼結膜全体	高値	免疫反応による炎症

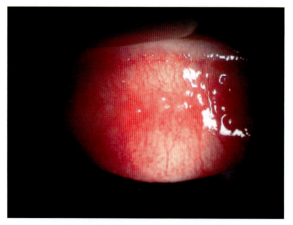

図 2. 局所型 CLPC の前眼部写真
他院で処方された 2 週間交換 SCL 装用で生じた局所型 CLPC(27 歳, 女性). 乳頭が瞼板の中央から瞼縁近くに限局して形成されている.

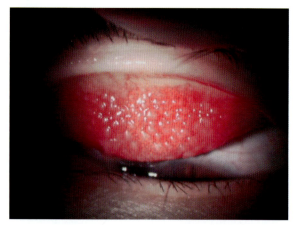

図 3. 全体型 CLPC の前眼部写真
2 週間交換 SCL(メーカー不明)をずさんな管理で使用していた 21 歳, 女性. 眼科を複数受診して抗アレルギー点眼を処方されるも, 点眼治療を怠り SCL 装用を継続したため改善しなかった.

conjunctivitis:VKC)がある. これらは CL 装用の有無と, 結膜乳頭の性状(サイズ, 形状, 乳頭の隣接間隔)および角膜潰瘍の有無で CLPC と鑑別される(表 2). CLPC の乳頭は 1 mm 以下の比較的丸い隆起で, 大きさが均一かつ等間隔に並ぶ. 一方, GPC(図 4)は乳頭直径が 1 mm 以上となるため, 一見 AKC や VKC と類似するが, GPC は CLPC の延長であるため乳頭の大きさが均一で, ほとんどの場合角膜病変を伴わない点で異なる. AKC(図 5)や VKC は大小不同の石垣状と形容される丈の高い乳頭が特徴で, 隣接する乳頭の隙間がない. GPC に比較して眼脂が多く, 瘙痒感や流涙などの症状が強い.

表 2. 結膜乳頭の性状による鑑別

	CLPC	GPC	VKC・AKC
サイズ	1 mm 以下 均一	1 mm 以上 均一	1 mm 以上 大小不同
形状	丸い隆起 丈が低い	丸い隆起 丈が低い	石垣状 丈が高い
隣接間隔	隙間がある	隙間がある	隙間がない
角膜病変	なし	少ない	多い

CLPC : contact lens-induced papillary conjunctivitis
GPC : giant papillary conjunctivitis
VKC : vernal keratoconjunctivits
AKC : atopic keratoconjunctivitis

症　状

眼の痒み，白色粘性眼脂の症状や，CL のくもりと瞬目時に CL が上方へずれることにより視力低下が生じる．ただし，CLPC を生じても程度が軽いと自覚症状を伴わない場合があるので注意する．

病　態

アレルギー性結膜炎は抗原に対する I 型アレルギーが原因とされる．CLPC では涙液中の IgE は上昇しているが，血清抗原特異的 IgE 抗体陽性率が高くないことや，好酸球陽性率が他のアレルギー性結膜疾患より低い数値を示すことなどから I 型アレルギーの関与がはっきりしないものもある[2)3)]．

病型別では，局所型はハードコンタクトレンズ（HCL）や弾性率が高いシリコーンハイドロゲル CL（SHCL）の連続装用によって起こりやすく，CL との機械的刺激が関与すると考えられている[4)～6)]．一方，全体型は局所型に比べて患者の使

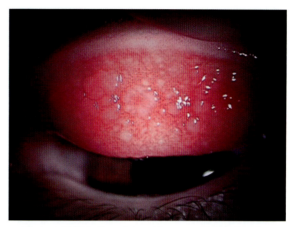

図 4. 2 週間交換ハイドロゲル SCL 装用者（20 歳，男性）の両眼に認めた巨大乳頭結膜炎
直径が 1 mm 以上の乳頭が確認できる．それ以外の乳頭のサイズは比較的均一である．

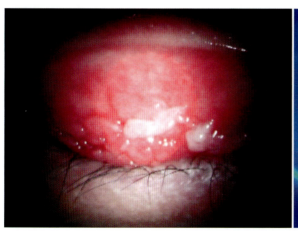 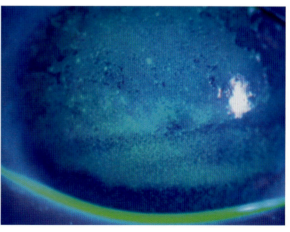

a｜b　図 5. 落屑様角膜上皮障害を伴うアトピー性角結膜炎（17 歳，男性）
　　　a：上眼瞼結膜には丈の高い大小不同の石垣状乳頭と白色眼脂を認める．
　　　b：フルオレセイン染色にて高度の角膜上皮障害を認める．

用済み CL の IgE が高値であったとの報告[7]から，I型アレルギー反応が主体と考えられている．CL を装用すると裸眼時と比較して抗原物質が結膜嚢内に滞留しやすく，CL の繰り返し装用によって CL への抗原付着が増強するなど，CLPC の病態は以下のさまざまな要因にも修飾される．

1．レンズケアとタンパク質汚れ

1980 年代のコンベンショナル SCL 時代，レンズケアの主流は煮沸消毒であった．煮沸消毒は安価で消毒力が高いのが利点であった．しかし，SCL に付着したタンパク質汚れが熱で変性してアレルゲンとなり CLPC を生じるのが欠点であった．その後，1991 年に頻回交換タイプの SCL が，さらには 1995 年に 1 日使い捨てタイプの高含水 SCL が発売され，レンズケアも煮沸消毒から多目的溶剤(multi purpose solution：MPS)による化学消毒へと変遷した．使い捨て SCL や化学消毒の登場で，CLPC は減少するかと予想されたが，実際には MPS の洗浄力が弱く，こすり洗いが必須であるため，正しく取り扱いしない状況では汚れに関連する CLPC は今も尚，克服しなければならない課題である．

2．SCL 装用と涙液の変化

SCL 装用時には涙液がレンズ上とレンズ下に分断されるために涙液メニスカスが減少する結果，レンズ上に伸展する涙液層が薄くなる[8]．また，裸眼時と比較して高含水 SCL は低含水 SCL より涙液メニスカスの低下量が有意に大きく，SCL 素材も涙液に影響を及ぼす[9]．一般に HCL と比較して SCL は瞬目による動きが少なくレンズ下の涙液交換率は低いが，SCL のベースカーブが不適切なときは涙液交換率はさらに低下する[10]．このように，SCL 装用は涙液動態を変化させ，涙液のターンオーバー低下によって眼表面に抗原が長くとどまりやすくなる．

3．CL 表面と上眼瞼結膜の機械的摩擦

レンズ上には角膜表面のように膜型ムチンがなく，水分の蒸発を防ぐメカニズムが存在しないため涙液が蒸発しやすく[8]，レンズ表面と上眼瞼結膜との間に摩擦が生じやすい．機械的刺激を受けた結膜組織からは IL-8 など好中球の遊送因子であるサイトカインが増加する[11][12]．レンズとの機械的刺激が生じやすい条件として，HCL や弾性率の高い SHCL，SCL の長期使用や乾燥による変形，レンズ表面の汚れが挙げられる．特にレンズの汚れはアレルゲンとなるだけでなく，レンズ表面の不整がさらなる機械的刺激を助長させる．

治　療

1．点眼治療

局所型，全体型のどちらのタイプでも，治療の基本は SCL 装用の中止と抗アレルギー点眼液の使用(4 回/日)である．CLPC の中等度以上の症例や早期回復を目指す場合には，眼圧に注意しながら低力価ステロイド点眼液(例：0.1%フルオロメトロン 2〜4 回/日)を併用する．また，涙液中サイトカイン濃度の希釈やアレルゲンを洗い流す目的で防腐剤無添加の人工涙液を頻回点眼する．SCL 再開後も再発予防に抗アレルギー点眼液を継続する．局所型 CLPC でドライアイによる摩擦が影響している場合には，必要に応じてドライアイ点眼を処方する．

2．CL の選択

CLPC の病態にはレンズの汚れと機械的摩擦が関与するため，SCL を再開する際は慎重に SCL の種類を選択しなければならない．また，患者には装用時間，装用スケジュールを厳守し，正しくレンズを取り扱うよう指導する．

a）SCL の汚れ対策

タンパク質汚れを防ぐ観点から 1 日使い捨てタイプが第一選択となる．ハイドロゲル SCL は，イオン性と非イオン性に分類でき，前者はプラスに帯電するタンパク質汚れを電気的に吸着しやすい．また，いったん吸着した汚れはこすり洗いではとれない[13]．近年，SHCL 素材の 1 日使い捨てタイプが各メーカーから発売された．SHCL はイオンの電荷を帯びず，抗アレルギー点眼液を併用する場合にも形状安定性が高い点で使いやすい[14]

表 3. ハイドロゲル SCL と比較した SHCL の特性

利点	欠点
酸素透過性が高い 低含水素材が多く，乾燥感が少ない タンパク汚れがつきにくい 形状保持性がよい	弾性率が高いと機械的刺激が強い 脂質汚れがつきやすい MPS の種類で相性の良し悪しがある

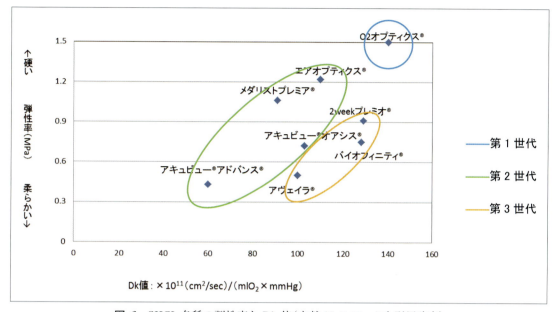

図 6. SHCL 各種の弾性率と Dk 値（文献 15 のデータを引用改変）
第 1 世代の SHCL は Dk 値が高い程，弾性率も高い．第 2 世代，第 3 世代の SHCL は柔らかさと Dk 値の高さを兼ね備えている．

（表 3）．患者がコストを気にして，やむなく頻回交換タイプを選択する場合には，イオン性ハイドロゲル SCL を避け SHCL を選択する．汚れが蓄積すると機械的刺激が懸念されるため，のちに解説する徹底したレンズケアが重要となる．

b）弾性率の低い素材

機械的刺激が誘因となる局所型 CLPC では，弾性率が低い SCL を選択する．一般にハイドロゲル SCL に比較して SHCL の弾性率は高い．第 1 世代の SHCL（O_2 オプティクス® など）は弾性率が高く CLPC を生じやすかった．第 2 世代（エアオプティクス®，アキュビュー® アドバンス®，アキュビュー® オアシス® など），第 3 世代（メニコン 2 week プレミオ®，バイオフィニティ®，デイリーズトータル1®，ボシュロムアクアロックス® など）では，柔らかさと高い Dk 値を兼ね備えたレンズが開発され選択肢が増えた（図 6）[15]．

3．各種レンズケアの特徴と注意点

SCL のケアは，消毒（外した後のこすり洗い＋すすぎ），消毒，保存，すすぎ（装用前にこすり洗い）の 4 つのステップが義務付けられている[16]．レンズを取り扱う前の石鹸での手洗いと，女性においては化粧やクレンジングの前にレンズを取り扱うよう指導する[17]．

a）多目的溶剤（multi purpose solution：MPS）

MPS の消毒効果は中和が必要な製品に比べて弱く，レンズの表裏 20〜30 回程度のこすり洗いが必要である．正しいこすり洗い・すすぎ方について，実際に見せて指導するか，各メーカーの HP に掲載される動画などを利用するとよい．患者には MPS のボトルを 1 か月で消費するように目安を伝えておく．日本の CL ケア市場において MPS は今なお優勢であり，正しいケアなしでは汚れの管理はできない．CLPC 予防のためには根気よい

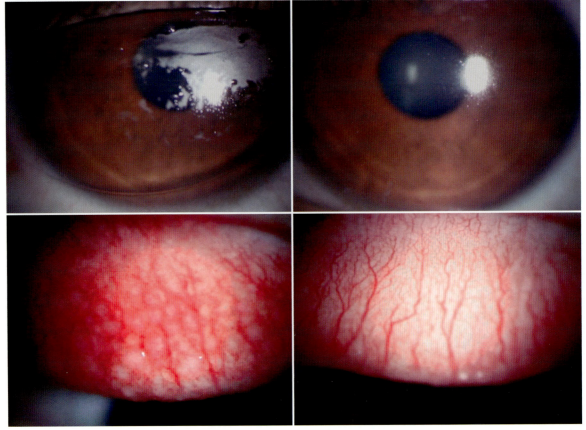

図 7. 症例の前眼部写真(初診時)
a:右眼は SCL 表面に水濡れ性が低下したくもりを認め,SCL が上方にずれているのがわかる.
b:左眼の SCL にくもり所見はない.
c:上眼瞼結膜を翻転すると結膜全体にサイズが均一な丸い乳頭を認める(全体型CLPC).
d:左上眼瞼結膜は軽度の充血を認める.

指導が不可欠である.
b) 中和が必要なケア溶剤
(ⅰ) ポビドンヨード製剤(クリアデューファーストケア:株式会社オフテクス)

ポビドンヨードによる高い消毒効果を有し,さらに中和剤に含まれるタンパク分解酵素と界面活性剤で強力な汚れ除去が期待できる.溶解すすぎ液に低濃度の過酸化水素が配合され,ボトル内の二次汚染を防止しながら,中和後1週間程度の保存が可能となった.溶解すすぎ液は別売されているため,残量を気にせずすすぎに使用できる.注意点として,中和完了まで4時間を要すること,中和剤を容器の底の中央部に設置しないと中和が完了しないこと,冬場など10℃以下の環境で消毒すると中和に4時間以上かかることが挙げられる.

(ⅱ) 過酸化水素消毒(AO セプトクリアケア:株式会社アルコン,コンセプト F:AMO など)

消毒効果の高い過酸化水素は中和後に水へと変化するため毒性やアレルギーの心配がなく,SCL に消毒剤の蓄積もないとされる.ただし,生理食塩水によるこすり洗いのほうが,過酸化水素による漬け置き洗浄効果よりも勝るという既報[18]もあり,別途,すすぎ液を購入してこすり洗いを併用することが望ましい.注意点として,誤使用で強い眼刺激があること,中和に6時間以上を要すること,中和後に長時間の保存ができないことが挙げられる.他の強力ケア剤を併用する場合,そのケア成分が残留すると異常発泡するため,十分にすすぐ必要がある.

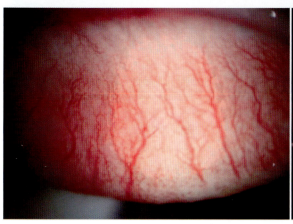
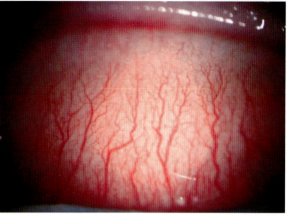

図 8. 治療後の上眼瞼結膜所見(図7と同症例)
点眼治療後に1日使い捨てSCLへ切り替え，CLPCの再発はない．

(ⅲ) 強力洗浄剤

徹底した汚れ管理をするなら，上述した基本のケア溶剤に加えて強力洗浄剤を用いるとよい．ポリマー系微粒子配合の洗浄液(例：BIOCLEN® ミクロン：株式会社オフテクス)は粒子がSCLより柔らかく汚れより硬いためSCLに傷をつける心配がない．界面活性剤が添加され，ポリマー系微粒子による物理的な汚れ除去とともに油性成分の汚れ除去も期待できる．一方，脂質汚れに対してはイソプロピルアルコールと界面活性剤配合の洗浄剤(例：ロートCキューブ® レンズクリア：ロート製薬株式会社，レンズシャイン：株式会社オフテクス，ジェルクリンW：株式会社シード)による管理を行う．

症例提示

26歳，女性．右眼の眼脂，かすみ，レンズのずれを主訴に来院．初診時，右レンズ表面に水濡れ性が低下したくもりとともにレンズの上方へのずれを認めた(図7)．問診にて弾性率の高いSHCLを装用し，レンズケアはMPSでこすり洗いをしていないことを確認した．上眼瞼翻転にて瞼結膜全体に及ぶCLPCを認めたため，SCL装用の中止と点眼治療(リボスチン点眼4回，リザベン4回，フルメトロン0.1％2回)を1か月間行った．CLPCが改善したあと1日使い捨てSHCLへ変更し，現在もCLPCの再発なく経過している(図8)．

さいごに

CLPCは1980年代に比べて減少したかと思われていたが，SHCLの登場によりまた注目されるようになった．CLPCはⅠ型アレルギーのみならず機械的刺激も関係しており，その発生機序は複雑である．点眼治療に加えて，発生機序に応じたSCLの見直しやレンズケアの指導を行う．一度治癒しても再発することがあるため，患者の自覚症状がなくともCL定期検査では必ず上眼瞼を翻転しCLPCの所見を見落とさないようにしたい．

文 献

1) アレルギー性結膜疾患診療ガイドライン．第1章 定義・分類．日眼会誌，110(2)：103-104，2006.
2) 中川やよい：アレルギー性結膜疾患における結膜分泌物中好酸球の陽性率．アレルギーの臨床，16：968-971，1996.
3) 中川やよい：アレルギー性結膜炎．あたらしい眼科，10：1805-1812，1993.
4) Skotnitsky C, Sankaridurg PR, Sweeny DF, et al：General and local contact lens inducer papillary conjunctivitis(CLPC). Clin Exp Optom, 85：193-197, 2002.
5) Skitbitsky CC, Naduvilath TJ, Seeny DF, et al：Two presentation of contact lens-induced papillary conjunctivitis(CLPC)in hydrogel lens wear. Local and general. Optom Vis Sci, 83：E27-E36, 2006.
6) 宮本裕子，月山純子，福田昌彦ほか：コンタクトレンズ関連乳頭結膜炎の最近の傾向．日コレ誌，

7) Zaho Z, Fu H, Skotnisky CC, et al：IgE antibody on worn highly oxygen-permeable silicone hydrogel contact lens from patients with contact lens-induced papillary conjunctivitis(CLPC). Eye Contact Lens, **34**：117-121, 2008.

8) 横井則彦：涙液からみたコンタクトレンズ．日コレ誌，**57**：222-235，2015.

9) Nagahara Y, Koh S, Maeda N, et al：Prominent decrease of tear meniscus height with contact lens wear and efficacy of eye drop instillarion. Eye Contact Lens, **41**(5)：318-322, 2015.

10) 山本洋子，横井則彦，木下　茂：フルオロフォトメトリー法によるソフトコンタクトレンズ下の涙液交換の定量的評価．日コレ誌，**38**(2)：86-89，1996.

11) 庄司　純：コンタクトレンズ装用によるアレルギー．日コレ誌，**51**(4)：294-298，2009.

12) Thakur A, Willcox ME：Chemotactic activity of tears and bacteria isolated during adverse responses. Exp Eye Res, **66**：129-137, 1998.

13) 清水健太郎，佐野研二，柴田裕子ほか：イオン性ソフトコンタクトレンズに付着したたんぱく質に対するこすり洗いの効果．日コレ誌，**40**(1)：23-25，2007.

14) 東原尚代，横井則彦，木下　茂ほか：ソフトコンタクトレンズと抗アレルギー点眼薬の相互作用：日コレ誌，**54**：166-171，2012.
Summary　1日使い捨て SCL を抗アレルギー点眼薬に浸漬し，SCL 形状変化から SCL と抗アレルギー点眼薬の相互作用をみた文献.

15) 田中英成：コンタクトレンズ博物誌その16．日コレ誌，**52**：225-228，2010.

16) 日本コンタクトレンズ学会コンタクトレンズ診療ガイドライン編集委員会：コンタクトレンズ診療ガイドライン(第2版)．日眼会誌，**118**(7)，557-591，2014.

17) 月山純子：コンタクトレンズに対する化粧品とクレンジング剤の影響．日コレ誌，**52**：101-107，2010.

18) 独立行政法人国民生活センター：ソフトコンタクトレンズ用消毒剤のアカントアメーバに対する消毒性能―使用実態調査もふまえて―．報道資料：1-32，2009.

特集/コンタクトレンズトラブルシューティング

SCL, HCL
コンタクトレンズ関連角膜感染症

鈴木 崇*

Key Words : 角膜炎(keratitis), 緑膿菌(*Pseudomonas aeruginosa*), アカントアメーバ(acanthamoeba), 抗菌薬(antibiotics), ステロイド(steroid)

Abstract : CL障害の中でも角膜感染症は,軽微から重篤なものまで,さまざまあるが,緑膿菌やアカントアメーバによる角膜炎は,治療期間も長期にわたり,治癒後も瘢痕形成や不正乱視を生じ,視力低下を引き起こす.そのため,早期に確定診断し,治療開始することで,重症化を防ぐことが可能である.しかしながら,CL装用中の角膜炎は,感染性のみではなく,非感染性も含まれており,的確な診断をするのが困難な場合もある.診断が確定するまでは,ステロイド点眼は早期には使用しないほうが望ましい.また,瞳孔領に病巣がかかっている場合や,角膜実質の深いところまで病巣が確認できる場合は,病巣部の角膜擦過物を使用した微生物検査を行う.また,重症でかつ細菌性角膜炎を疑う場合は,2種類の抗菌薬点眼を併用し,治療反応があるか確認する.CL関連角膜感染症を予防するにはCLケアの徹底や適切なCL装用を指導するのが望ましい.

はじめに

コンタクトレンズ(CL)は,HCL・SCLともに,視力矯正器具としては,幅広く普及しており,装用者にとってはとても重要な生活ツールであるが,ケアの不徹底やCLの誤使用によって,CL装用者に角膜感染症が発症すると,視力低下にもつながる場合があり,最も重篤な合併症と考えられている.この稿では,CL関連角膜感染症の病態,予防,初期対応,マネージメントについて解説する.

CL重症眼感染症の現状,病態

CLを装用することによって発症するCL関連角膜感染症の発症メカニズムを熟知したうえでリスク対策を行わなければならない.本邦におけるCL関連角膜感染症の動向は,CL関連角膜感染症全国調査より,重症な角膜炎として緑膿菌とアカントアメーバによる感染症が多いと報告されている(表1)[1].緑膿菌はグラム陰性桿菌で,1本の鞭毛を有している細菌である.水場等の湿潤な環境に生息し,37℃前後が至適発育温度である.近年は耐性菌による感染症が問題となっており,感染すると,輪状膿瘍などの所見を認めることが特徴である.一方,アカントアメーバも緑膿菌と同様に湿潤な環境に生息している.土壌やプールの他に,過去にはミネラルウォーターのボトルからも検出されている.さらに,韓国では水道水の7.7%から,日本においても洗面所の6.6%からアカントアメーバが検出されたと報告されている[2].近年,学会や雑誌における多くの報告により,アカントアメーバ角膜炎が広く周知され,早期診断されるようになってきた.初期の所見とし

---

* Takashi SUZUKI, 〒143-8541 東京都大田区大森西6-11-1 東邦大学医療センター大森病院眼疾患先端治療学寄附講座, 准教授

表 1. CL 関連角膜感染症全国調査の結果（文献 1 より改変）

CL 装用が原因と考えられる角膜感染症で入院治療をした症例の原因微生物の内訳

計 350 例（平均年齢 28.0 歳），2007 年 4 月〜2009 年 3 月

菌種	症例数	％
黄色ブドウ球菌	3	2.0
表皮ブドウ球菌	5	3.4
コリネバクテリウム	6	4.1
緑膿菌	70	47.6
セラチア	3	2.0
その他のグラム陰性桿菌	4	2.7
アスペルギルス	0	0.0
アカントアメーバ	56	38.1

て放射状角膜神経炎や角膜上皮下浸潤などの所見が認められる．ときとして，特効薬がないため治療には困難を要し，重症化する例も見受けられる．

通常の免疫であれば，これらの微生物が生体に対して及ぼす影響は少ない．しかし，CL 装用によって免疫の防御機能が低下し，そこに微生物汚染された CL を装用することによって生体内のバランスが崩れ，CL 関連角膜感染症は発症すると考えられる．以上のことから，CL 関連角膜感染症の最大のリスクファクターは CL の微生物汚染であるといえる．CL の微生物汚染のプロセスを理解しておく必要がある．SCL 使用者 61 名に対し，レンズケース汚染調査とアンケート調査を行ったところ，全体の 47％から微生物が検出され，汚染菌は環境菌であるグラム陰性桿菌が 65.3％と大多数を占めていた．また，アンケート調査の結果より，レンズケースを洗浄・乾燥している群の菌汚染率は 16.7％であったのに対し，未洗浄・液を継ぎ足し使用している群の汚染率は 57.1％であった．以上のことから，レンズケースのケアを怠ると，CL が微生物汚染される可能性が示唆された[3]．また，1 週間連続装用 CL 装用者 10 名のレンズ汚染率を調査したところ，細菌陽性率は 80％と高率であり，CNS や *C. acnes* といった常在菌が検出された．このことから，結膜嚢等に存在する常在菌によっても CL は微生物汚染していると考えられる．

つまり，CL はレンズケース内で保存中に緑膿菌やアカントアメーバ等によって汚染される場合と，CL 装用中に生体内の CNS や *C. acnes* 等によって汚染されている場合とに分けられる．

CL の微生物汚染メカニズムを踏まえ，CL 関連角膜感染症のリスクを理解する必要がある．CL 関連角膜感染症は，CL の過装用等によって角膜上皮障害が生じた際に微生物汚染された CL を装用することによって発症する．通常 CL はケアによって微生物は取り除かれると考えられるが，現在 CL ケアを十分行っていないユーザーが増加している可能性もある．さらに，ケア不足の要因の 1 つに CL 消毒薬の効果不足も考えられる．

CL 関連角膜感染症の発症リスクとして，下記 3 点が挙げられる．

1．CL のこすり洗い不足

一般的に CL をケアする際はこすり洗いを行う必要がある．実際にこすり洗いを行うことで，CL に付着した微生物の 90％を除去できることが試験より明らかとなっている．そのため，ケア用品の消毒力に加え，こすり洗いを行うことで，多くの微生物を除去できると考えられる．

2．レンズケースの管理不足

角膜炎を発症した患者が使用していたレンズケースを確認すると，グラム陰性桿菌によるバイオフィルムの形成が認められた（図 1）．バイオフィルムとは，細菌が産生する糖蛋白であり，マテリアル等に付着しやすくなるとともに，細菌を保護する性質を持つ．緑膿菌，セラチア菌，ブドウ球菌等，多くの細菌がバイオフィルムを形成する．レンズケース内でのバイオフィルム形成プロセスは，①ケースの長期使用によってケース内部に傷が付き，その部分にバイオフィルムを形成する場合，②消毒薬の交換不足や蒸発によってポリマーフィルムを形成し，それを足場として形成する場合，の 2 通りが考えられる．一方，アカントアメーバは細菌を餌として増殖していくため，レンズケースを正しく管理することによってバイオフィルムを形成する細菌だけでなく，アカントア

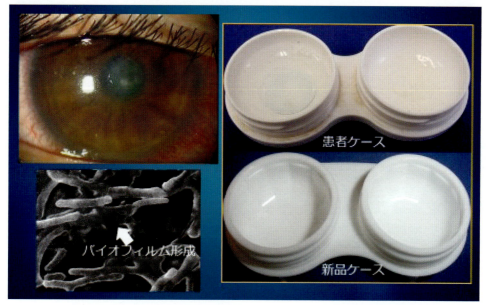

図 1. CL 関連角膜感染症患者が使用していたレンズケースと電顕所見
レンズケース内にバイオフィルム化した菌を認める.

メーバによる汚染も防ぐことができると考えられる.

3. 消毒薬の管理不足

近年マルチパーパスソリューション(MPS)ボトル内の二次汚染が問題視されている. 過去にはCLユーザーが使用していたMPSにおいてノズル部分の32%, 内容液の3%から菌が検出されたと報告されている[4]. MPSボトル内に菌が混入すると菌種によっては殺菌できないことも確認されており, 適切な期間内で使い切ることが求められる.

CL 関連角膜感染症の予防

CL関連角膜感染症の予防としてはCLユーザーに正しいCLケアを教育することである. 例えば, 実際にこすり洗いの効果を見てもらう, レンズケースの管理方法についてチェックリストで指導する, 消毒薬も微生物汚染する可能性があることを発信する等である. 加えてCLユーザーに合った適切なケア用品を眼科医が推奨する必要がある. 現在本邦ではMPS, 過酸化水素剤, ポビドンヨード剤の3タイプのCLケア用品が主に使用されている. それぞれ特徴はさまざまであり, 使用されている消毒成分が異なるため, 消毒の作用機序も異なる. ポビドンヨードは, 遊離ヨウ素が微生物の膜タンパクと反応して殺菌するメカニズムで, 眼手術時にも広く使用されている非常に優れた消毒成分である. 近年では, SCL・HCLともに使用できるポビドンヨード消毒液があり, その中で使用する錠剤の外殻にはポビドンヨードが配合され, 内核に中和成分と洗浄成分が配合されている. 消毒・中和・洗浄は自動的にワンステップで行われる. ヨウ素アレルギーの患者には注意が必要であるが, 装用する際にCLに付着しているヨウ素量は, 成人が1日に必要なヨウ素量よりもはるかに少ない. 一方, 過酸化水素剤も消毒効果が強く, 近年では, 白金ディスクなどの中和する仕組みをレンズケースに有することでワンステップで消毒することが可能である. 特に, 過酸化水素剤とポビドンヨード剤は, バイオフィルムを形成した緑膿菌やアカントアメーバのシストにも効果を有するため, 重症なCL関連角膜感染症の予防には, 非常に力を発揮すると思われる. 以上のことから, 各種CLケア用品の特徴の1つである消毒力でも製品によって大きな差があり, 緑膿菌やアカントアメーバに対してはMPSよりも過酸化水素剤やポビドンヨード剤が優れているといえる. そのため, CLユーザーに対してCLケアの正しい教育と, 各ケア用品の特徴を踏まえCLユー

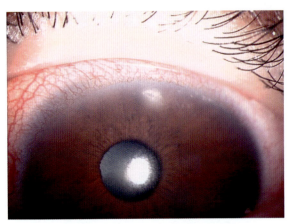

図 2. Contact lens peripheral ulcer の一例
角膜上方に角膜細胞浸潤を認める．

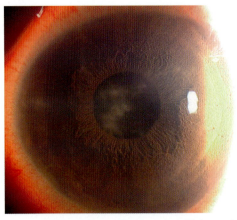

図 3. アカントアメーバ角膜炎の一例
多発する角膜上皮下浸潤と放射状角膜神経炎を認める．

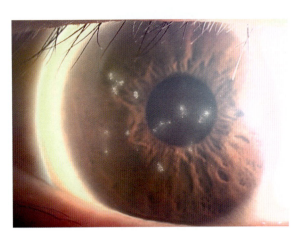

図 4. MPS アレルギーの一例
多発する角膜上皮下浸潤を認める．

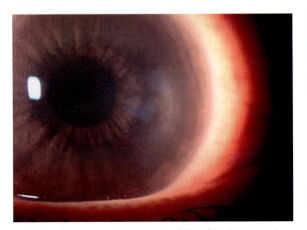

図 5. カラーコンタクトレンズ装用者に認められた角膜炎
カラーコンタクトレンズの色素に一致して角膜細胞浸潤を認める．

ザーに合ったケア用品を推奨することが CL 関連角膜感染症のリスク対策である．

CL 関連角膜炎の初期対応

近年，インターネットで CL を購入する装用者も増えており，医療機関で CL 装用やケアに関する教育を受けない場合もあり，そういう状況では，一定数の CL 装用中の角膜炎を一般臨床上経験する．最も多いのが contact lens peripheral ulcer(CLPU)といわれる角膜周辺部に認められる角膜細胞浸潤や角膜潰瘍であり，原因として，CL に付着した菌や蛋白に対する免疫反応と考えられている(図2)[5]．CLPU の場合は重症化することも少なく，CL 装用を中止するのみでも軽快するが，念のため，フルオロキノロン系もしくはセフェム系の抗菌点眼薬を単剤で1日4〜6回使用しながら経過をみると，おおよそ1週間で軽快する．一方，CL 関連角膜炎で，最も重要なのは，角膜中央に発症した角膜炎に対して，感染性か非感染性化を理解することである．特に，角膜上皮の多発かつ不整な浸潤を示した場合，アカントアメーバ角膜炎の初期病変(図3)との鑑別が重要である．多発不整な上皮下浸潤を示す非感染性角膜炎としては，①MPS アレルギー(図4)，②粗悪なカラーコンタクトレンズ装用による角膜炎(図5)が挙げられる．また，CL の過装用や装用したままで就寝するなどして，極端な低酸素状態になった場合にも上皮下浸潤を引き起こし(図6)，さらに重症な

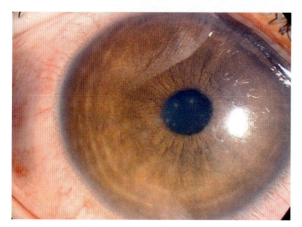

図 6. CL装用したままで就寝した後に発症した角膜浸潤
多発する角膜上皮下浸潤を認める.

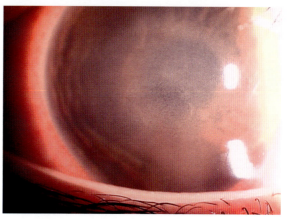

図 7. Central circular clouding の一例
低酸素により角膜全面の浮腫と細胞浸潤を認める.

状態としては, central circular clouding といわれる角膜全面の浮腫と円板状浸潤を呈し(図7), アカントアメーバ角膜炎や角膜ヘルペスによる円板状角膜炎との鑑別が必要になる. これらの非感染性角膜炎はすべて, ステロイド点眼を使用せずにCL装用を中止するのみで改善するため, 感染性との鑑別が難しい場合は, まずCL装用を中止し, 経過をみるのも必要である. 一方, 緑膿菌角膜炎の初期症状として, 一般的に知られている輪状膿瘍ではなく, 円形や棘状の比較的小さい病巣を呈する症例もある(図8). このように, CL装用者に認められる角膜炎は, さまざまな所見を呈するため, 丁寧に臨床所見を読み解くことが重要である.

重症な感染性角膜炎が疑われる場合は, 必ず病巣部の角膜擦過を行い, 微生物学的検査を行うことが望まれる. また, 微生物学的検査の結果がわかるまで, 2種類の抗菌薬点眼から治療開始する. 臨床所見や塗抹検査よりグラム陽性球菌が推測される場合は, フルオロキノロン系とセフメノキシムの併用が有効であり, グラム陰性桿菌が推測される場合は, フルオロキノロン系とアミノグリコシド系の併用が望ましい. これらの empiric therapy は感染性角膜炎診療ガイドライン(第2版)でも推奨されている[6]. また, 放射状角膜神経炎などアカントアメーバが強く疑われる場合は, クロルヘキシジン消毒剤や抗真菌薬など自家調剤薬の点眼が必要であり, 専門機関に治療を相談するのが望ましい.

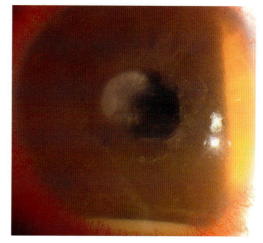

図 8. 緑膿菌角膜炎の一例
不整形の角膜細胞浸潤と前房蓄膿を認める.

CL関連角膜炎のマネージメント

前述のように適切に empiric therapy を行い, 目的病原体が緑膿菌などの微生物だった場合, 投与開始後1〜2日ではいったん悪化するも, 通常は1週間程度で治療効果が得られるため, 反応している場合は病状に合わせて抗菌薬を漸減していく. 一方, 1週間でも治療効果が得られない場合は, 耐性菌やアカントアメーバ, 真菌などの原因微生物をも考慮し, 微生物学的検査をもとに治療戦略を構築することが必要になる.

文 献

1) 宇野敏彦, 福田昌彦, 大橋裕一ほか:重症コンタクトレンズ関連角膜感染症全国調査. 日眼会誌,

115：107-115，2011.
Summary 重症コンタクトレンズ(CL)関連角膜感染症の調査を行い，ずさんな CL ケアの実態が明らかになった．

2) 鈴木　崇，白石　敦，宇野敏彦ほか：洗面所における微生物汚染調査．あたらしい眼科，**26**，1387-1391，2009.

3) 大橋裕一，鈴木　崇，原　祐子ほか：コンタクトレンズ関連細菌性角膜炎の発症メカニズム．日コレ誌，**48**：60-67，2006.

4) 稲葉昌丸，糸井素純，井上幸次ほか：ソフトコンタクトレンズ消毒剤の汚染状況．日コレ誌，**55**：109-113，2013.

5) Wu P, Stapleton F, Willcox MD：The causes of and cures for contact lens-induced peripheral ulcer. Eye Contact Lens, **1**(suppl)：S63-S66, 2003.

6) 日本眼感染症学会感染性角膜炎診療ガイドライン第2版作成委員会編：感染性角膜炎診療ガイドライン(第2版)．日眼会誌, 117, 467-509, 2013.

特集/コンタクトレンズトラブルシューティング

HCL
3時-9時の角結膜上皮障害

柿栖康二*

Key Words: ハードコンタクトレンズ(hard contact lens), 3時-9時の角結膜上皮障害(3 and 9 o'clock staining), 点状表層角膜炎(superficial punctate keratitis:SPK), 涙液メニスカス(tear meniscus), 機械的ストレス(mechanical stress)

Abstract: ハードコンタクトレンズ装用者における代表的な合併症に3時-9時の角結膜上皮障害がある. 中等度以上の症例では異物感や充血によりHCL装用者のQOL低下やHCL装用のドロップアウトの原因になることもある. 3時-9時の角結膜上皮障害は原因別に, レンズ周辺部下に発生した異所性メニスカスによる眼表面の涙液の取り込みと, それによる涙液層の菲薄化, レンズエッジによる角結膜上皮に対する機械的ストレスによるもの, レンズの下方固着によるものに大別できる. それぞれの原因に応じた対策が必要であり, ベベルデザイン, レンズフィッティング, レンズ径などのHCLの適切な処方が治療の中心となる.

はじめに

　ハードコンタクトレンズ(HCL)はソフトコンタクトレンズ(SCL)と比較すると, 円錐角膜や強度角膜乱視症例に対する乱視矯正効果が良好であり, 角膜への酸素供給量や角膜感染症のリスク[1]の点についてもメリットが多く, 光学的な面や安全面においても有効なレンズである. しかしHCLのデメリットとしては, その材質の硬さ, レンズ直径の違いによる瞬目時のレンズの上下運動量による摩擦が引き起こす眼不快感だけでなく, 特徴的な角結膜上皮障害を認める3時-9時の角結膜上皮障害(図1)もしばしば遭遇する合併症であり, Solomonは, HCL装用者の80%に認めたと報告[2]している. 臨床上, 治療を要する必要がない軽微な症例が多いが, 中等度以上の症例では異物感や充血によりHCL装用者のQOL低下やHCL装用のドロップアウトの原因にもなりかねない. 重症

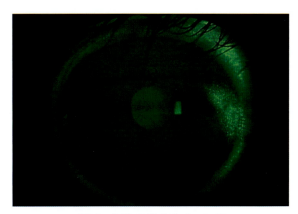

図1. 3時-9時ステイニング
密集したSPKを3時-9時の角膜上に認める.

な症例では角膜潰瘍などの合併症を招く恐れもある. 3時-9時の角結膜上皮障害は適切なHCLの処方を選択すれば多くは改善が可能であり, 重篤な合併症を予防することは可能である.

症状と分類

　軽症では自覚症状を訴えることは少なく, 中等

* Koji KAKISU, 〒143-8541　東京都大田区大森西6-11-1　東邦大学医療センター大森病院眼科

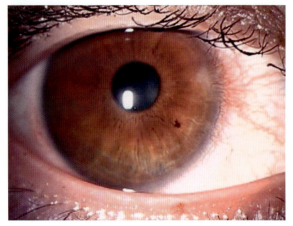

図 2. 慢性化した3時-9時ステイニング
3時-9時角膜上に血管侵入と角膜混濁を認める.

したSPKを認め,定期通院が必要である.グレード3は著しく密集したSPKを認め,レンズフィッティングや装用時間の変更を要する.グレード4は上皮欠損を認め,レンズの装用中止を要すると分類している.グレード2以上は治療の介入が必要となり,そのような臨床的に重要な症例は3時-9時ステイニング症例全体の10〜15%[4]に認められるとも報告されている.3時-9時の角結膜上皮障害は上皮障害を認めていても自覚症状がない場合もあり,結膜充血が主訴となる症例も多い[5].

症で眼不快感,異物感,乾燥感,充血などを認めることが多い.さらに進行すると角膜びらんや角膜浸潤による疼痛を認めたり,角膜潰瘍まで発展したりすることもある.3時-9時の角結膜上皮障害が長期化すると,慢性炎症により血管侵入や角膜混濁を認めたり(図2),瞼裂斑や瞼裂斑炎の原因となることもある.Schniderは3時-9時の角結膜上皮障害の重症度を5段階に分類している[3].グレード0は上皮障害を認めない.グレード1は個々が疎で計測可能な程度の点状表層角膜炎(superficial punctate keratopathy:SPK)を認めるが治療を必要としない.グレード2はやや密集

原因別における診察のポイント

1. 異所性メニスカス(図3)

通常,眼表面の涙液層は上下の眼瞼縁の涙液メニスカス部分に75〜90%存在しており,瞬目による眼瞼結膜上皮と眼球表面の摩擦を軽減させる潤滑油としての機能を持つ[5].また,メニスカスは,その毛管圧によって隣接する角結膜上の涙液を取り込み,涙液層の菲薄化をもたらす.フルオレセイン染色ではその菲薄化した涙液層はblack-line[6]と呼ばれ暗くなる(図4).例えば結膜弛緩症,瞼裂斑,翼状片を有する症例では,その隆起した側面に異所性メニスカスが発生するため,隣

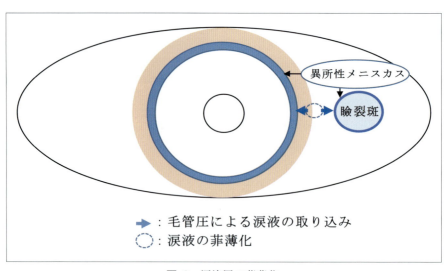

図 3. 涙液層の菲薄化
異所性メニスカスの毛管圧による涙液層の取り込みおよび菲薄化を認める.

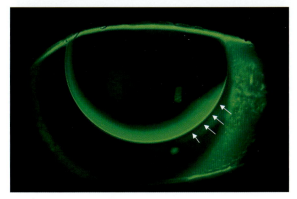

図 4. Black-line
広いベベル幅に隣接した black-line と呼ばれる涙液層の菲薄化(矢印)を認める.また,レンズ前面も涙液層の破壊を認める.

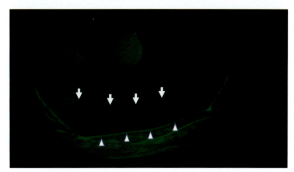

図 5. 結膜弛緩症に伴う涙液層の菲薄化
弛緩結膜による異所性メニスカスの発生(矢頭)と隣接した涙液層の菲薄化,SPK(矢印)を認める.

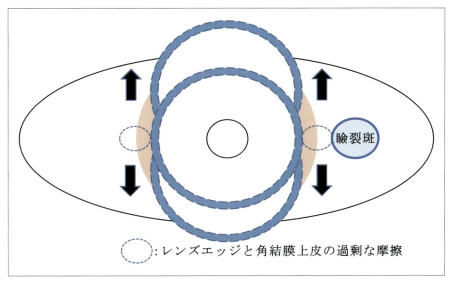

図 6. 機械的な摩擦
瞬目に伴うレンズの上下運動と,レンズエッジと角結膜上皮の過剰な摩擦を認める.

接した角結膜は涙液が取り込まれ,上皮障害を認める(図5).HCL 装用者の眼表面では,レンズ周辺部(ベベル)下にも涙液が貯留するため,異所性メニスカスが発生する.そのため,隣接した角結膜上の涙液が取り込まれ,涙液層の菲薄化を生じる.結果として3時-9時の角結膜上皮障害の原因となる[7)~11)].また,瞼裂斑を合併した症例では,瞼裂斑による異所性メニスカスが発生することで左右両方向から角結膜上の涙液の取り込みが生じること[12)],HCL 装用者の涙液はレンズの表面や後面にも分布しているため,HCL 非装用者と比較すると角結膜上の涙液量は減少していることも3時-9時の角結膜上皮障害の増悪因子である.ベベルデザインはエッジリフトが高く設定されており,広いベベル幅を認める.また,レンズ表面も乾いていることがある.病変部は涙液層の菲薄化と上皮障害を生じているため,涙液層の安定性は低下しており,容易に涙液層の破壊を認めることもある.

2. 機械的ストレス(図6)

角膜は周辺に移行するにつれてややフラットな形状をしている.瞬目によりレンズは上下方向に動くため,そのたびにレンズエッジによりフラットな角膜周辺部や結膜上皮に過剰な摩擦が生じることが3時-9時の角結膜上皮障害の原因となる.特に直乱視の角膜では垂直方向と比較して,水平

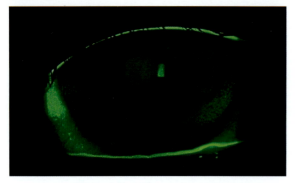

図 7. 4時-8時ステイニング

方向の角膜周辺部がよりフラットであるため，3時-9時方向の角膜周辺部や結膜上皮はレンズエッジによる摩擦を受けやすくなる．また，その機械的な刺激が瞼裂斑の発生・増悪の原因となり，さらには瞼裂斑があることでレンズが隆起した結膜上皮と過剰な摩擦を生じやすくなってしまう．そのため，角膜乱視の軸を確認する必要がある．レンズフィッティングはスティープであり，ベベルデザインはエッジリフトが低く設定されており，狭いベベル幅を認める．実際に瞬目や左右方視時のレンズの動きを確認し，レンズエッジと病変部の摩擦を確認する．

3．下方固着

スティープなフィッティング，エッジリフトが低く，ベベル幅が狭くなると，ややフラットである角膜周辺部に対してレンズのベースカーブ (BC) が小さく，瞬目してもレンズが上方へ上がりきらず下方固着の原因となる[13]．また，上眼瞼が角膜上端を全く覆わないと，上眼瞼によるレンズの保持が行われず，瞬目でレンズが上方へ上がりきらず，角膜下方で安定してしまう．その結果，4時-8時方向でレンズエッジにより角膜周辺部や結膜上皮が過剰な摩擦を受けやすくなり，4時-8時の角結膜上皮障害を認める（図7）．

対 策

1．異所性メニスカス

ベベル下の異所性メニスカスによる涙液の取り込みを減らすため，エッジリフトを低くベベル幅を狭くする．また，レンズ表面と後面に分布する涙液量を減らすため，レンズ径を小さくする．

2．機械的ストレス

レンズエッジによる角膜周辺部や結膜上皮の過剰な摩擦を改善させるため，BC をパラレルまたはややフラットなフィッティングに変更する．レンズ径を小さくする．エッジリフトを高くする．

3．下方固着

スティープなフィッティングであることが多いため，ややフラットなフィッティングにする．上眼瞼でレンズを保持させるために，レンズサイズを大きくする．またはレンズ表面の最周辺部に円周状の溝を加工し，上眼瞼でレンズを引き上げられるようにする．

4．点眼療法

3時-9時の角結膜上皮障害を生じる症例は涙液減少型または蒸発亢進型ドライアイ症例が多く，さらにレンズ表面や後面への涙液の分布，ベベル下の異所性メニスカスによる涙液の取り込みのため，眼表面の涙液量は少なくなっている．眼表面の涙液量を保持する目的でヒアルロン酸ナトリウム点眼と人工涙液の併用投与の有効性が報告されている[14]．しかし，下方固着症例に対しては，点眼療法の有効性は認めなかったため，そのような症例に対しては前述の通り，レンズの処方変更が必要となる．

5．SCL への変更

HCL 処方の変更や点眼療法でも改善を認めない場合は SCL への変更を行う．

おわりに

3時-9時の角結膜上皮障害は症例によって発症原因が異なり，個々の症例に応じた治療方針を立てる必要がある．発症原因によりベベル幅が異なるため，診察上ポイントとなる．上皮障害に対して，点眼処方のみで対応するのではなく，原因に応じた HCL の適切な処方をすることが大切である．

文 献

1) Cheng KH, Leung SL, Hoekman HW, et al：Inci-

dence of contact-lens-associated microbial kera-titis and its related morbidity. Lancet, **17**：181-185, 1999.

2) Solomon J：Causes and treatments of peripheral corneal desiccation. Contact Lens Forum, **11**：30-36, 1986.

3) Schnider CM：Clinical correlations of peripheral corneal desiccation. MSc Thesis. University of New South Wales, **4**：10-37, 1994.

4) Ghormley N, Bennet E, Schnider C：Corneal des-iccation-clinical management. ICLC, **17**：5-8, 1990.

5) van der Worp E, de Brabander J, Swarbrick H, et al：Corneal desiccation in rigid contact lens wear：3- and 9-O'clock Staining. Optom Vis Sci, **80**：280-286, 2003.

6) 横井則彦：涙液からみたコンタクトレンズ．日コレ誌，**57**：222-235，2016.
Summary SCL，HCL ともに涙液との関係性をわかりやすく記載している．

7) Miller KL, Polse KA, Radke CJ：Black-line for-mation and the "perched" human tear film. Curr Eye Res, **25**：155-162, 2002.

8) 糸井素純：コンタクトレンズ眼障害．あたらしい眼科，**23**：311-318，2006.

9) 糸井素純：3時9時方向の角結膜上皮障害とハードコンタクトレンズ．眼科診療プラクティス，**4**：32-35，2001.

10) 糸井素純：コンタクトレンズによる眼障害．あたらしい眼科，**17**：957-965，2000.

11) 糸井素純：レンズサイズ変更で解決の巻(1)その3 3時-9時ステイニング編．日コレ誌，**53**：150-152，2011.

12) 東原尚代：ベベルデザイン変更で解決の巻(1)その1 3時-9時ステイニング編．日コレ誌，**54**：48-51，2012.
Summary 図が丁寧であり，3時-9時ステイニングの理解がしやすい．

13) 植田喜一：3時9時ステイニング．日コレ誌，**50**：201-204，2008.

14) 中安清夫：ハードコンタクトレンズ装用による3時-9時ステイニングに対する点眼療法．Pharma Medica, **22**：118-121，2004.
Summary 3時-9時ステイニングに対する点眼の治療効果に対する文献．

特集/コンタクトレンズトラブルシューティング

HCL
ハードコンタクトレンズの固着

柳井亮二*

Key Words： レンズ固着(lens adherence)，ハードコンタクトレンズによる角膜変形(hard contact lens induced corneal warpage)，エッジ圧痕(edge imprint)，連続装用(extended wear)，オルソケラトロジー(orthokeratology)

Abstract： ハードコンタクトレンズ(HCL)の固着は，レンズの下の涙液が減少しレンズが動かなくなる状態である．角膜圧痕や角膜変形を生じるため，HCLを外した際の眼鏡装用時の視力低下や充血，眼痛の原因となる．HCLを連続装用すると一時的な固着を含めると100％の症例で発生しており，HCLを装用したまま午睡をした例でも観察される．夜間オルソケラトロジーは原理的にHCLを固着させている．HCLの固着の頻度は稀であるが，一時的な固着例では発見されにくい症例もあると推測される．通常，HCLの固着は瞬目，指による眼瞼マッサージ，人工涙液の点眼などで解除される．HCLの固着自体は重篤な合併症ではないが，繰り返す症例では角膜上皮障害や感染性角膜炎の危険因子となる．ドライアイや浅い瞬目，長時間のVDT作業の環境要因とHCLの規格が原因となるため，各要因に対する対応が必要となる．

はじめに

ハードコンタクトレンズ(HCL)の固着は，レンズの下の涙液が減少しレンズが動かなくなる状態で，主として連続装用でみられる合併症である．一時的なレンズの固着を含めると連続装用では全例に固着が発生していると考えられ，起床時に瞬目を行うことで解除される．近年，本邦でも行われている夜間オルソケラトロジーは原理的にHCLを固着させている．

本邦のHCL装用者は基本的に終日装用であるため，HCLの固着がみられることは稀であるが，自覚症状に乏しい症例もあり発見されにくい例があると推測される．高ガス透過性素材のHCLの普及によりHCLの固着の発生数は相対的に増加していると考えられる．HCLの固着自体は重篤な合併症ではないが，角膜上皮障害に加え，レンズの汚染などが生じた場合には感染性角膜炎を引き起こすため，早期に発見して対策・対応を講じることが必要である．

本稿では，HCLの下方固着，上方固着，レンズ脱時に生じる固着について，診断および固着の要因に応じた対応方法について実践的なコツを概説する．

HCLの固着を疑うポイント

定期検診の際の問診で，「最近レンズの装用感が良くなった」あるいは「眼鏡が見えにくくなった」などの訴えがあれば，HCLが固着している可能性がある．

HCLの固着は一時的な場合も多く，自然に解除されるため，自覚されないことがある．逆に固着によりHCLの動きがなくなるため，見え方が安定したり，レンズの異物感もなくなったりして，

* Ryoji YANAI，〒755-8505　宇部市南小串1-1-1　山口大学医学部附属病院眼科，講師

表 1. レンズ固着の発生要因

高眼瞼圧
ドライアイ
瞬目の減少
浅い瞬目
連続装用（睡眠時の HCL 装用）
不適切なベースカーブ
不適切なレンズサイズ
ベベルの狭小化
非球面レンズデザイン
高ガス透過性素材（柔らかい素材）
レンズの劣化

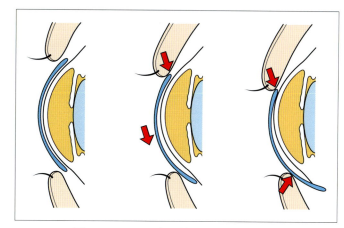

図 1. HCL の下方固着の発生メカニズム

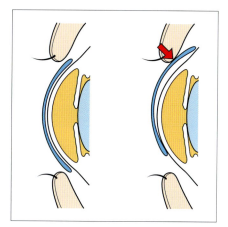

図 2. HCL の上方固着の発生メカニズム

自覚症状は改善する印象がある．一方，HCL の固着が長時間に及ぶとレンズの下の涙液交換の不足により酸素供給不足や炎症性物質の貯留などが生じ，結膜充血や毛様充血が発生する．角膜形状はレンズの圧迫により変形し，レンズを外した際に見えにくくなる現象が発生する（spectacle blur）．HCL の固着が発生する要因を表 1 に示す．

下方固着のメカニズム

パソコン作業や読書などに集中していると，瞬目回数も少なくなり，瞬目によるレンズの持ち上げがないため，下方の HCL 固着が発生しやすい（図 1）．下方視時の眼球の下転に伴い，レンズも下方へ移動する．このとき，上眼瞼によりレンズエッジが下向きに押される力が発生し，さらにレンズは下方へ移動する．この状態で一定の時間深い瞬目がないと，下眼瞼の圧力によりレンズ下の涙液が圧排され，レンズ下に陰圧が発生しレンズが固着する．環境要因としてドライアイやエアコンなどで湿度が低い状態では，涙液の減少により，涙液中の老廃物（debris）が多くなる．そのため，レンズ下の涙液の粘性が増し，固着が発生しやすくなる．

上方固着のメカニズム

HCL が上方に固着する場合は上眼瞼によるレンズの引き上げが強い状態である．その原因は眼瞼側と HCL 側に要因がある（図 2）．眼瞼側の要因としては，①特発性，②アトピー性皮膚炎，③巨大乳頭結膜炎などがあり，HCL 側の要因としては，①フラットなベースカーブ，②大きなレンズサイズ，③大きな近視度数，④レンズデザインの特徴などがある．

アクシデント的に生じる上方固着としては，HCL を外す際に上眼瞼の下にレンズが迷入して生じる固着がある．レンズを外そうとして上眼瞼を強く引っ張ったり押さえたりすることで HCL 下の涙液が圧排され，HCL の固着が発生する．HCL が固着してレンズが動かない場合には下方視をしても，上眼瞼を挙上しても，HCL が発見されない場合もある（図 3）．レンズの異物感があるようなら，必ず HCL は存在するはずなので上眼瞼を二重翻転して，しっかりと探すことが肝心である．

HCL 固着の所見

上方固着，下方固着に共通して，HCL が固着す

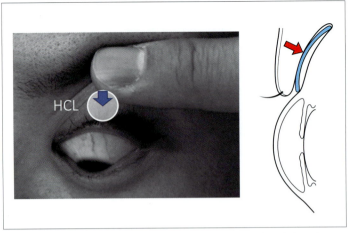

図 3. HCL を外す際に生じる上眼瞼下へのレンズの迷入による上方固着の発生メカニズム

表 2. レンズ装用時 HCL 固着の所見

瞬目によってもレンズが上下運動しない
レンズ下の debris (粘稠な老廃物,混濁した涙液)の貯留
フルオレセイン染色ではレンズ下へのわずかな侵入像
充血(長時間の固着)

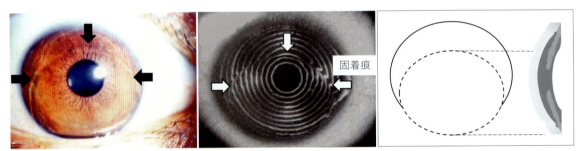

図 4. HCL の固着による角膜圧痕(黒矢印)と角膜マイヤーリングの変形(白矢印)

表 3. レンズ脱後の HCL 固着の所見

圧迫痕(上方あるいは下方の結膜から角膜)
角膜周辺部変形(dellen)
圧迫痕の辺縁部でのフルオレセイン色素貯留
superficial punctate keratopathy(SPK)
角膜上皮欠損

ると瞬目によるレンズの動きがなくなり,レンズ下の debris の貯留が観察される(表 2).フルオレセイン染色を行うと,色素がレンズの周辺からレンズ下へ少しずつ侵入する像がみられる.長時間の HCL の固着が発生している例では充血がみられ,自覚的にも目の痛みを訴えることがある.

HCL を外すと,角膜圧痕(corneal warpage)や角膜変形がみられ,角膜トポグラフィでも角膜変形に応じたマイヤーリングの不整が観察される(図 4,表 3).角膜の変形は数時間から数日に及ぶことがあり,その期間は眼鏡での補正視力の低下や見えにくさが自覚される(spectacle blur).

角膜中央部には superficial punctate keratopathy(SPK)や角膜上皮欠損,角膜周辺部では dellen や圧迫痕の辺縁部のフルオレセイン色素の貯留がみられることがあり,感染の有無に留意する必要がある(図 5).

HCL 固着の対応

HCL の固着はほとんどの例で瞬目,指による眼瞼のマッサージ,人工涙液の点眼などで解除される.上方固着の場合では上眼瞼,下方固着の場合は下眼瞼を介して指の腹でレンズのエッジを押す感触で行う(図 6).レンズの光学部を指で押すと,

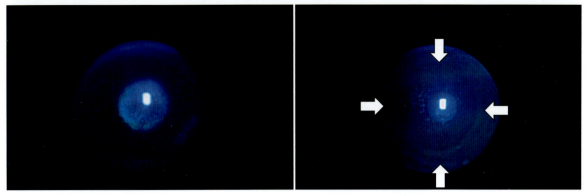

図 5. 夜間装用オルソケラトロジーによる角膜上皮障害とレンズ固着による圧痕（矢印）

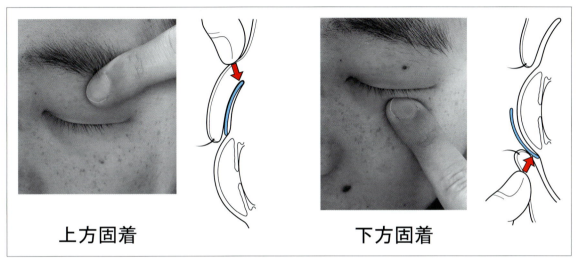

図 6. 眼瞼のマッサージによる HCL の固着の解除

レンズ下の涙液が圧排され固着が強くなることに注意する．HCL の固着を繰り返す症例では，ドライアイや浅い瞬目，長時間の VDT 作業の環境要因と HCL の規格に関連する要因が複合して HCL の固着が生じているため，各要因に対する対応が必要となる（表 4）．具体的にはドライアイに対する人工涙液，エアコンの風に留意すること，意識的に深い瞬目を行うように指導することで，HCL の固着が改善する．環境要因に問題がない例では HCL の規格変更が必要で，下方固着の例ではフラットなベースカーブ，大きなレンズサイズに変更して，レンズに対する眼瞼圧が大きくなるようにする．レンズのデザインは非球面レンズより球面レンズのほうが HCL の固着は発生しにくい．可能なレンズの場合にはフロント周辺部の溝（MZ 加工）を作成することもレンズと眼瞼との摩

表 4. レンズ固着の対応

1．環境要因の解決
　ドライアイ：人工涙液，エアコンの風に留意
　瞬目の指導（意識的に深い瞬目を一定の回数行う）

2．レンズ規格変更
下方固着の場合
　　フラットなベースカーブ
　　大きなレンズサイズ
　　レンズデザイン（メーカー）
　　レンズのフロント周辺部の溝（MZ 加工）
上方固着の場合
　　スティープなカーブ
　　小さなレンズサイズ
　　レンズデザイン（メーカー）

擦が大きくなり，レンズの挙上，眼瞼下での動き
が安定する．上方固着の例では，スティープな
カーブ，小さなレンズサイズに変更して，レンズ
がセンタリングしやすくする．効果が乏しい場合
にはレンズデザイン(メーカー)を変更することも
検討する．

まとめ

HCL の固着は比較的稀な HCL の合併症で，重
篤な障害を引き起こす例は少ないと思われるが，
HCL を外した際の見え方が悪くなるため，HCL の
装用時間が長くなる原因となる．繰り返す例では
充血や眼痛の原因ともなるため，HCL の固着の原
因をしっかりと鑑別し，対応することが重要であ
る．

参考文献

1) 小玉裕司：Case 34 角膜圧痕(HCL による)．ス
   リット所見で診るコンタクトレンズ合併症(日本
   コンタクトレンズ学会，渡邉　潔，前田直之編)，
   メジカルビュー，pp.76-77，2013.
2) 守田裕希子，森重直行，植田喜一：コンタクトレ
   ンズによる障害．眼救急疾患スクランブル(坂本
   泰二編)，中山書店，pp.310-313，2014.

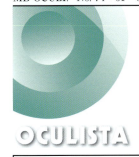

特集/コンタクトレンズトラブルシューティング

HCL

ハードコンタクトレンズ後面の膜状汚れによる角膜上皮障害

山口昌大*

Key Words : コンタクトトラブル(complication of HCL wearing), 角膜上皮障害(corneal epithelial defect), コンタクトレンズケア(contact lens care)

Abstract : ハードコンタクトレンズ(HCL)に付着する汚れの原因として,化粧品,花粉,ハウスダストなどの環境要因,細菌,真菌,アメーバ,ウイルスなどの微生物要因,涙液,タンパク質や脂質,カルシウムなどの分泌物要因などがある.角膜上皮障害は点状表層角膜症が生じ,改善しない場合に,角膜上皮びらん,角膜浸潤,角膜潰瘍や角膜上皮過形成と徐々に進展・重症化する.特に,円錐角膜では突出部と HCL が強く接触するため,角膜上皮障害を予防することが大事である.今回,HCL 後面の膜汚れに起因する角膜上皮障害の所見(点状表層角膜障害,角膜浸潤,続発性アミロイドーシス),また,対策としてレンズケアの重要性および表層角膜切除について説明する.洗浄はレンズ後面のこすり洗い(研磨剤入りクリーナー)と,2 液タイプのつけおき洗浄システムの併用が予防策となる.

はじめに

ハードコンタクトレンズ(HCL)に付着する汚れの原因として,化粧品,花粉,ハウスダストなどの環境要因,細菌,真菌,アメーバ,ウイルスなどの微生物要因,涙液,タンパク質や脂質,カルシウムなどの分泌物要因などがある.角膜上皮障害の成因は,表 1 の原因によって点状表層角膜症が生じ,改善しない場合に,角膜上皮びらん,角膜浸潤,角膜潰瘍や角膜上皮過形成と徐々に進展・重症化する.角膜浸潤および角膜潰瘍は,痛みや充血などの症状を特徴とし,恒久的な視力障害,ときには失明につながることがある.特に,円錐角膜では突出部とHCLが強く接触するため,角膜上皮障害を予防することが大事である.今回,HCL 後面の膜汚れに起因する角膜上皮障害の

表 1. CL による角膜上皮障害の成因

CL 下酸素分圧の低下
ドライアイ,瞬目不全
結膜のアレルギー
レンズの汚れ,レンズの変形
レンズデザインの不良,レンズの破損
化粧品(ハンドクリーム,ヘアスプレーなど)
レンズケア用品,防腐剤,点眼液
外来異物
連続装用
微生物(細菌,真菌,アカントアメーバ,ウイルス)

所見(点状表層角膜障害,角膜浸潤,続発性アミロイドーシス),また,対策としてレンズケアおよび表層角膜切除について言及する.

角膜上皮障害の所見

1. 角膜中央の点状表層角膜症,角膜びらん

点状表層角膜症(superficial punctate keratopathy : SPK)とは,角膜上皮に生じる微細な点状の多発性角膜上皮欠損の総称で,表層の角膜上皮細

---

* Masahiro YAMAGUCHI, 〒113-8421 東京都文京区本郷 2-1-1 順天堂大学医学部眼科学講座,准教授

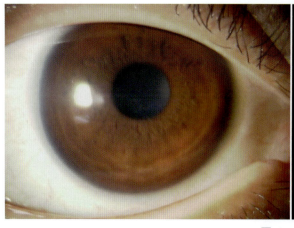
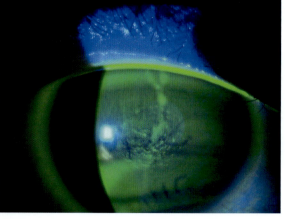

図 1. SPK　　　　　　　　　　　　　　　　a|b
　　a：前眼部写真. 角膜中央に淡い混濁が見える.
　　b：フルオレセイン染色像. CL 接触部に SPK を認め, やや広い範囲に存在する.

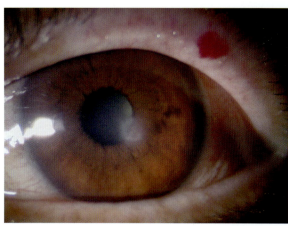
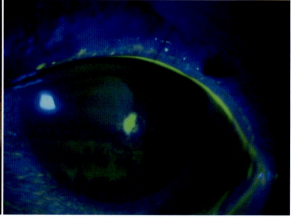

図 2. 角膜上皮びらん　　　　　　　　　　　a|b
　　a：前眼部写真
　　b：フルオレセイン染色像

胞が 1～数個単位で脱落している状態である. その原因となる疾患はさまざまであるが, 的確な治療を行うためには, 問診や所見, 検査結果からその病因を突き止めることが重要である. 疾患でSPK の好発部位は異なるため, SPK 存在部位の観察も診断の助けとなる.

HCL 後面の膜汚れの場合, 接触部である角膜中央, 円錐角膜の頂点部である中央やや下方に, 偶発的な SPK より範囲の広い, 擦れたような SPK を示す(図 1). レンズ後面汚れの固着による機械的刺激によって, 接着部の上皮障害が生じる. 角膜上皮びらん(図 2), 角膜浸潤, 角膜潰瘍や角膜上皮過形成と徐々に進展・重症化する.

対策としては後述するレンズケアの徹底やレンズ交換, 人工涙液の点眼がある. 異物感が強い場合には HCL 装用を一時的に中止する.

注意が必要なこととして, 円錐角膜は頻繁にハリケーン状角膜上皮障害を認め, 完全に消失することはないため, 装用を中止してしまうと再開できなくなる. HCL 装用を継続しながら, 人工涙液を併用する.

2. 角膜浸潤

ボウマン膜を超えて角膜実質に及ぶ病変は角膜混濁を生じる可能性がある. 角膜実質に浸潤あるいは浮腫を認める場合, デスメ膜皺襞を認める場合, 前房中に炎症細胞を認める場合には注意が必要である.

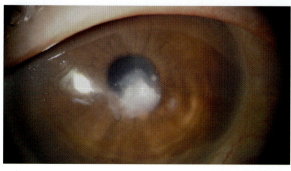
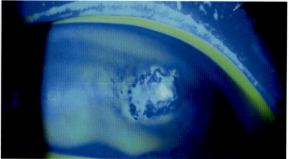

図 3. 続発性アミロイドーシス
a:前眼部写真.中央下方に白色混濁を伴う隆起性病変を認める.
b:フルオレセイン染色像

3. 続発性角膜アミロイドーシス

角膜上皮障害を繰り返し,炎症が遷延すると角膜上皮の隆起を認め,続発性アミロイドーシスを生じる.

続発性角膜アミロイドーシスは,1966年にStaffordらが報告した二次性にアミロイドが角膜に沈着する疾患である[1)2)].アミロイドは,種々の原因で核となるタンパク質が形成され,それを中心にさまざまなタンパク質が凝集し線維様の形態を呈したものである.その前駆物質としてはラクトフェリンやケラトエピセリンなどが報告されているが,アミロイド形成の詳しい機序はいまだ不明である.病理組織は,ヘマトキシリンエオジン染色で均一無構造物質を認め,コンゴレッド染色では橙赤色に染色される.また,偏光顕微鏡では黄緑色の複屈折を呈するという特徴を有する.角膜にアミロイドが沈着する疾患はその原因によって原発性,続発性に大別される.原発性では,格子状角膜変性,膠様滴状角膜変性等がある.続発性アミロイドーシスは,主に外的刺激や外的因子が原因で角膜細胞が異常物質を産生し沈着すると考えられる.悪性腫瘍,感染症,膠原病でみられることもあるが,臨床では,円錐角膜のHCL接触,睫毛乱生,トラコーマなどで角膜に対して過剰な刺激が加えられたときにみられることが多い.臨床的には,続発性アミロイドーシスの沈着物は限局性灰白色の角膜混濁として観察される.原発性では角膜全体に均一に分布するが,続発性では稀であり,接触部分に限局することが多い.

提示した症例(図3～6)は60歳,女性.円錐角膜に対して球面HCLを20年装用していたが,上皮過形成による疼痛が原因でHCL装用を中止した.角膜表層切除を行ったところ,疼痛が消失し,HCLを再装用することが可能となった.採取組織を病理に提出し,偏光顕微鏡およびコンゴレッド染色陽性であった.

治 療

1. レンズケア

HCLのレンズケアのステップには洗浄,保存,タンパク除去のステップがあり,レンズケア用品としては専用洗浄液,保存液,洗浄保存液,液体酵素剤,強力タンパク除去剤,酵素洗浄保存液が販売されている.研磨剤入りクリーナーを使用したレンズ後面のこすり洗い,2液タイプのつけおき洗浄システムの併用が予防策として有用である.表面処理を施しているレンズには研磨剤を含む洗浄剤は使用できないため,注意を要する.

毎日洗浄を行っていても,レンズに汚れが付着することがある.この汚れを除去するために定期的(月1回程度)あるいは汚れのひどいときにタンパク除去を行う.酵素(タンパク分解酵素,脂肪分解酵素)の顆粒または錠剤あるいは塩素系洗浄剤(次亜塩素酸)を使用する.これらの成分が直接眼の中に入ると角結膜障害を生じる危険があるので,使用後は水道水で十分にレンズをすすぐ[3)].

レンズ汚れがつよい時には,当院ではロート株式会社のレンズクリアの併用を勧めている.SCL用に販売されているが,HCLのタンパク除去にも効果は高い.毎日使用も可能であり,単独もしく

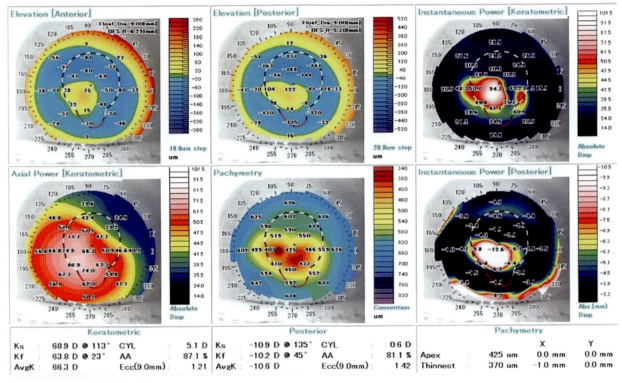

図 4. 図3の前眼部 OCT 像（Cornea map）
前後面ともに突出が強い．最菲薄部は 370 μm だが，本来の apex は隆起性病変によって 425 μm と増加している．

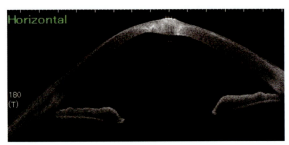

図 5. 図3の前眼部 OCT 像
Apex に一致した隆起性病変がある．

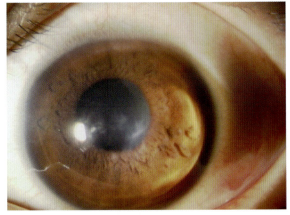

図 6. 図3の角膜表層切除後　前眼部写真
実質混濁は残るが隆起性病変が消失し，HCL 再装用が可能となった．

は洗浄液と混和して使用することも可能である．

2．HCL ケアのポイント

①CL を取り扱う前は必ず手指を石けんで洗い，流水（水道水）でよくすすぎ，清潔なペーパータオルやタオルで水気を拭き取る．

②はずしたレンズは水道水ですすぎ，次に清潔な手のひらに HCL をレンズの内側を上にして置き，専用洗浄液（クリーナー）を数滴たらして，レンズの両面を各々 40 回ずつこすり洗いする（図7，8）．洗面台の排水溝に HCL が落ちないようにネットを置く（図9）．

③CL の両面を水道水で十分にすすぐ．

④清潔なレンズケースに洗浄保存液を満たし，液体酵素剤を 1～2 滴滴下し，レンズを保存する（2液タイプ）．

⑤CL を装着するときには，専用洗浄液あるいは洗浄保存液でこすり洗いをし，十分にすすぐ．

⑥CL 装着後は，レンズケースを洗って，自然乾燥させる．

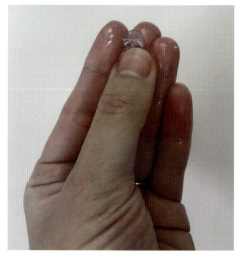

図 7. 親指，人差し指，中指の3本の指の指先による洗浄方法

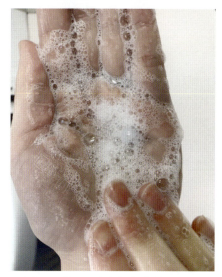

図 8. 手のひらと指先を使用した洗浄方法

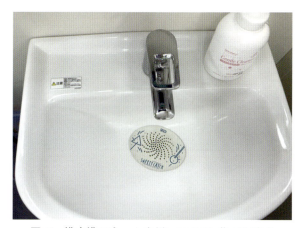

図 9. 排水溝にネットを置いて HCL 落下を防ぐ

⑦レンズケースは3～6か月ごとに交換する．
⑧レンズケースからレンズを取り出した後の液は捨て，毎日，新しい洗浄保存液を使用する．
⑨容器のキャップ部分を清潔に保つこと．容器のキャップ部分がレンズケースや液面，CL や指先などに触れないように注意する．使用後のキャップはきちんと閉める．
⑩レンズケース，レンズケア用品は清潔な場所に保管する．

レンズケア一連のプロセスで特に大事なのはこすり洗い，装用前のすすぎである．

　a）こすり洗い

HCL のこすり洗いは，欠かせないレンズケアのステップである．親指，人差し指，中指の3本の指の指先（図7）あるいは手のひらの上と人差し指の指先（図8）の間で30回以上のこすり洗いを指導する．レンズの汚れが強い人は，こすり洗いの操作が不適切であったり，こする回数が不十分なことが多い．

指先で CL をこすることにより，眼の分泌物であるタンパク質や脂質を落とし，微生物も1,000分の1程度に減らすことができ，消毒効果も期待できる[4)5)]．洗浄効果はレンズ表面を軽く乾燥させて確認する．

　b）装用前のすすぎ

装用前にこすり洗いをしてすすぐことが理想である．レンズケースの微生物汚染をゼロにすることは不可能である．レンズケース内での CL の微生物汚染を前提にレンズケア方法を考えなくてはならない．レンズケースから CL を取り出し，装着する直前に，CL に付着した微生物を除去することが重要で，そのために装用直前のすすぎが最後の砦となる．できれば，レンズケースから取り出した CL は，専用洗浄液あるいは洗浄保存液でこすり洗いをして，水道水でしっかりすすいでから装用すれば，CL による眼の感染症を予防することが可能となる．

3．表層角膜切除術

HCL 後面の膜状汚れによって角膜上皮障害を繰り返すと，続発性角膜アミロイドーシスを生じる．疼痛によって HCL 装用ができなくなり，特

に円錐角膜眼は日常生活に制限をきたす．軽度の場合，低濃度ステロイド点眼による消炎をはかる．異物感，疼痛，視力障害などを伴う高度病変の場合，ソフトコンタクトレンズを装着した上からHCLを装用するピギーバック法，もしくは表層角膜切除を行う．実質深層に及ぶ場合，表層角膜移植を施行することがある．

文　献

1) Stafford WR, Fine BS：Amyloidosis of the cornea. Arch Ophthalmol, **75**：53-56, 1966.
2) Hayasaka S, Setogawa T, Ohmura M, et al：Secondary localized amyloidosis of the cornea caused by trichiasis. Ophthalmologica, **194**：77-81, 1987.
3) 植田喜一：コンタクトレンズ診療ガイドライン第3章CLケア．日眼会誌，**109**：645-646, 2005.
4) 糸井素純，水谷　聡，針谷明美ほか：コンタクトレンズの洗浄．日コレ誌，**42**：41-47, 2000.
5) 糸井素純：安全性を優先したコンタクトレンズのケア．あたらしい眼科，**28**：1665-1671, 2011.
    Summary HCLにおけるこすり洗いの重要性を示した文献．

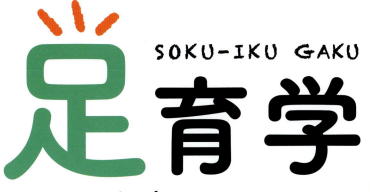

足育学 SOKU-IKU GAKU

新刊

外来でみる フットケア・フットヘルスウェア

編集：**高山かおる**　埼玉県済生会川口総合病院 主任部長
一般社団法人足育研究会 代表理事

2019年2月発行　B5判　274頁　定価(本体価格 7,000円＋税)

治療から運動による予防まで あらゆる角度から「足」を学べる足診療の決定版！

解剖や病理、検査、治療だけでなく、日々のケアや爪の手入れ、運動、靴の選択など知っておきたいすべての足の知識が網羅されています。皮膚科、整形外科、血管外科・リンパ外科・再建外科などの**医師**や**看護師**、**理学療法士**、**血管診療技師**、さらには**健康運動指導士**や**靴店マイスター**など、多職種な豪華執筆陣が丁寧に解説！
初学者から専門医師まで、とことん「足」を学べる一冊です。

CONTENTS

- 序章　「あしよわ分類」を理解する
- Ⅰ章　足を解剖から考える
- Ⅱ章　足疾患の特徴を学ぶ
- Ⅲ章　検査で足を見極める
- Ⅳ章　足疾患の治療を知る
- Ⅴ章　足のケア・洗い方を指導する
- Ⅵ章　フットウェアを選ぶ
- Ⅶ章　忘れてはいけない歩き方指導・運動
- Ⅷ章　まだまだ知っておきたい足にまつわる知識
- 巻末　明日から使える「指導箋」

セルフケア指導ができる「指導箋」付き！

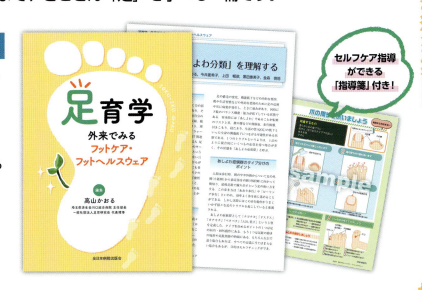

全日本病院出版会
〒113-0033　東京都文京区本郷 3-16-4　Tel：03-5689-5989
http://www.zenniti.com　Fax：03-5689-8030

好評書籍

みみ・はな・のど

感染症への上手な抗菌薬の使い方
―知りたい、知っておきたい、知っておくべき使い方―

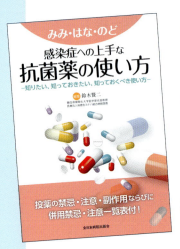

編集／鈴木　賢二
藤田保健衛生大学医学部名誉教授
医療法人尚徳会ヨナハ総合病院院長

B5判　136頁　定価（本体価格 5,200 円＋税）　2016 年 4 月発行

耳鼻咽喉科領域の主な感染症における抗菌薬の使用法について、使用にあたり考慮すべき点、疾患の概念、診断、治療等を交えながら、各分野のエキスパート達が詳しく解説！

投薬の禁忌・注意・副作用
**　ならびに併用禁忌・注意一覧付き！！**

目　次

I　これだけは"知りたい"抗菌薬の使い方
1．PK/PDを考慮した使い方
2．耳鼻咽喉科領域の感染症治療薬と併用薬との薬物相互作用
3．乳幼児・小児への使い方
4．高齢者への使い方
5．妊婦，授乳婦への使い方
6．肝腎機能を考慮した使い方

II　これだけは"知っておきたい"抗菌薬の使い方
1．慢性中耳炎
2．慢性鼻副鼻腔炎
3．慢性扁桃炎，習慣性扁桃炎
4．咽喉頭炎
5．唾液腺炎

III　これだけは"知っておくべき"抗菌薬の使い方
1．急性中耳炎
2．急性鼻副鼻腔炎
3．急性扁桃炎
4．扁桃周囲炎，扁桃周囲膿瘍
5．喉頭蓋炎
6．蜂窩織炎
7．深頸部膿瘍

投薬の禁忌・注意・副作用
　ならびに併用禁忌・注意一覧

全日本病院出版会　〒113-0033　東京都文京区本郷 3-16-4　Tel：03-5689-5989
www.zenniti.com　　　　　　　Fax：03-5689-8030

2019-2020 全国の認定医学書専門店一覧

北海道・東北地区

北海道	東京堂書店・北24条店
	昭和書房
宮 城	アイエ書店
秋 田	西村書店・秋田支店
山 形	髙陽堂書店

関東地区

栃 木	廣川書店・獨協医科大学店
	廣川書店・外商部
	大学書房・獨協医科大学店
	大学書房・自治医科大学店
群 馬	廣川書店・高崎店
	廣川書店・前橋店
埼 玉	文光堂書店・埼玉医科大学店
	大学書房・大宮店
千 葉	志学書店
東 京	明文館書店
	文光堂書店・本郷店
	文光堂書店・外商部
	文光堂書店・日本医科大学店
	医学堂書店
	東邦稲垣書店
	文進堂書店
	帝京ブックセンター（文進堂書店）
	文光堂書店・板橋日大店
	文光堂書店・杏林大学医学部店
神奈川	鈴文堂

東海・甲信越地区

山 梨	明倫堂書店・甲府店
長 野	明倫堂書店
新 潟	考古堂書店
	考古堂書店・新潟大学医歯学総合病院店
	西村書店
静 岡	ガリバー・浜松店
愛 知	大竹書店
	ガリバー・名古屋営業所
三 重	ワニコ書店

近畿地区

京 都	神陵文庫・京都営業所
	ガリバー・京都店
	辻井書院
大 阪	神陵文庫・大阪支店
	神陵文庫・大阪サービスセンター
	辻井書院・大阪歯科大学天満橋病院売店
	関西医書
	神陵文庫・大阪大学医学部病院店
	神陵文庫・大阪医科大学店
	ワニコ書店
	辻井書院・大阪歯科大学楠葉学舎売店
	神陵文庫・大阪府立大学羽曳野キャンパス店
兵 庫	神陵文庫・本社
奈 良	奈良栗田書店・奈良県立医科大学店
	奈良栗田書店・外商部
和歌山	神陵文庫・和歌山営業所

中国・四国地区

島 根	島根井上書店
岡 山	泰山堂書店・鹿田本店
	神陵文庫・岡山営業所
	泰山堂書店・川崎医科大学店
広 島	井上書店
	神陵文庫・広島営業所
山 口	井上書店
徳 島	久米書店
	久米書店・医大前店

九州・沖縄地区

福 岡	九州神陵文庫・本社
	九州神陵文庫・福岡大学医学部店
	井上書店・小倉店
	九州神陵文庫・九州歯科大学店
	九州神陵文庫・久留米大学医学部店
熊 本	金龍堂・本荘店（外商）
	金龍堂・まるぶん店
	九州神陵文庫・熊本出張所（外商）
	九州神陵文庫・熊本大学医学部病院店
大 分	九州神陵文庫・大分営業所
	九州神陵文庫・大分大学医学部店
宮 崎	田中図書販売（外商）
	メディカル田中
鹿児島	九州神陵文庫・鹿児島営業所

＊医学書専門店の全店舗（本・支店，営業所，外商部）が認定店です．各書店へのアクセスは本協会ホームページから可能です．

2019.01作成

日本医書出版協会では上記書店を医学書の専門店として認定しております．本協会認定証のある書店では，医学・看護書に関する専門的知識をもった経験豊かな係員が皆様のご購入に際して，ご相談やお問い合わせに応えさせていただきます．

また正確で新しい情報を常にキャッチし，見やすい商品構成などにも心がけて皆様をお迎えいたします．医学書・看護書をご購入の際は，お気軽に，安心して認定店をご利用賜りますようご案内申し上げます．

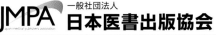

一般社団法人 日本医書出版協会
https://www.medbooks.or.jp/

〒113-0033
東京都文京区本郷5-1-13 KSビル7F
TEL (03)3818-0160　　FAX (03)3818-0159

FAX による注文・住所変更届け

改定：2015 年 1 月

　毎度ご購読いただきましてありがとうございます．

　読者の皆様方に小社の本をより確実にお届けさせていただくために，FAX でのご注文・住所変更届けを受けつけております．この機会に是非ご利用ください．

◎ご利用方法

　FAX 専用注文書・住所変更届けは，そのまま切り離して FAX 用紙としてご利用ください．また，注文の場合手続き終了後，ご購入商品と郵便振替用紙を同封してお送りいたします．**代金が 5,000 円をこえる場合，代金引換便とさせて頂きます．**その他，申し込み・変更届けの方法は電話，郵便はがきも同様です．

◎代金引換について

　本の代金が 5,000 円をこえる場合，代金引換とさせて頂きます．配達員が商品をお届けした際に，現金またはクレジットカード・デビットカードにて代金を配達員にお支払い下さい(本の代金＋消費税＋送料)．(※年間定期購読と同時に 5,000 円をこえるご注文を頂いた場合は代金引換とはなりません．郵便振替用紙を同封して発送いたします．代金後払いという形になります．送料は定期購読を含むご注文の場合は頂きません)

◎年間定期購読のお申し込みについて

　年間定期購読は，1 年分を前金で頂いておりますため，代金引換とはなりません．郵便振替用紙を本と同封または別送いたします．送料無料，また何月号からでもお申込み頂けます．

　毎年末，次年度定期購読のご案内をお送りいたしますので，定期購読更新のお手間が非常に少なく済みます．

◎住所変更届けについて

　年間購読をお申し込みされております方は，その期間中お届け先が変更します際，必ずご連絡下さいますようよろしくお願い致します．

◎取消，変更について

　取消，変更につきましては，お早めに FAX，お電話でお知らせ下さい．

　返品は，原則として受けつけておりませんが，返品の場合の郵送料はお客様負担とさせていただきます．その際は必ず小社へご連絡ください．

◎ご送本について

　ご送本につきましては，ご注文がありましてから約 1 週間前後とみていただきたいと思います．お急ぎの方は，ご注文の際にその旨をご記入ください．至急送らせていただきます．2〜3 日でお手元に届くように手配いたします．

◎個人情報の利用目的

　お客様から収集させていただいた個人情報，ご注文情報は本サービスを提供する目的(本の発送，ご注文内容の確認，問い合わせに対しての回答等)以外には利用することはございません．

　その他，ご不明な点は小社までご連絡ください．

株式会社 全日本病院出版会

〒 113-0033 東京都文京区本郷 3-16-4-7 F
電話 03(5689)5989　FAX03(5689)8030　郵便振替口座 00160-9-58753

FAX 専用注文書 眼科1905

年　　月　　日

○印	MB　OCULISTA 5周年記念書籍	定価(税込8%)	冊数
	すぐに役立つ**眼科日常診療のポイント**―私はこうしている―	10,260 円	

(本書籍は定期購読には含まれておりません)

○印	MB　OCULISTA	定価(税込8%)	冊数
	2019 年＿月～12 月定期購読(No.70～81：計 12 冊)(送料弊社負担)		
	No. 60　進化する OCT 活用術―基礎から最新まで― 増大号	5,400 円	
	No. 48　眼科における薬物療法パーフェクトガイド 増大号	5,400 円	
	No. 72　Brush up 眼感染症―診断と治療の温故知新― 増大号	5,400 円	
	No. 73　これでわかる自己免疫性眼疾患	3,240 円	
	No. 71　歪視の診断と治療	3,240 円	
	No. 70　主訴から引く眼瞼疾患診療マニュアル	3,240 円	
	No. 69　IT・AI 未来眼科学	3,240 円	
	No. 68　眼科医のための糖尿病トータルガイド	3,240 円	
	No. 67　老視のすべて	3,240 円	
	バックナンバー（号数と冊数をご記入ください） No.		

○印	書籍・雑誌名	定価(税込8%)	冊数
	実践アトラス 美容外科注入治療 改訂第 2 版	9,720 円	
	イラストからすぐに選ぶ 漢方エキス製剤処方ガイド	5,940 円	
	化粧医学―リハビリメイクの心理と実践―	4,860 円	
	ここからスタート！眼形成手術の基本手技	8,100 円	
	Non-Surgical 美容医療超実践講座	15,120 円	
	ここからスタート！ 睡眠医療を知る―睡眠認定医の考え方―	4,860 円	
	超アトラス 眼瞼手術―眼科・形成外科の考えるポイント― 増刷	10,584 円	
	PEPARS No. 139 義眼床再建マニュアル	3,240 円	

お名前	フリガナ ㊞	診療科

ご送付先	〒　　－ □自宅　　□お勤め先

電話番号	□自宅 □お勤め先

バックナンバー・書籍合計
5,000 円以上のご注文
は代金引換発送になります

―お問い合わせ先―
㈱全日本病院出版会営業部
電話 03(5689)5989

FAX 03(5689)8030

全日本病院出版会行　FAX 03-5689-8030

年　　月　　日

住 所 変 更 届 け

お名前	フリガナ	
お客様番号		毎回お送りしています封筒のお名前の右上に印字されております8ケタの番号をご記入下さい。
新お届け先	〒　　　　　　都道 　　　　　　　府県	
新電話番号	（　　　　　）	
変更日付	年　　月　　日より	月号より
旧お届け先	〒	

※ 年間購読を注文されております雑誌・書籍名に✓を付けて下さい。

- ☐ Monthly Book Orthopaedics （月刊誌）
- ☐ Monthly Book Derma. （月刊誌）
- ☐ 整形外科最小侵襲手術ジャーナル （季刊誌）
- ☐ Monthly Book Medical Rehabilitation （月刊誌）
- ☐ Monthly Book ENTONI （月刊誌）
- ☐ PEPARS （月刊誌）
- ☐ Monthly Book OCULISTA （月刊誌）

FAX 03-5689-8030

全日本病院出版会行

Monthly Book OCULISTA バックナンバー一覧

2019.4. 現在

通常号 3,000 円＋税　　増大号 5,000 円＋税

2014 年

No. 10　黄斑円孔・上膜の病態と治療　　編／門之園一明
No. 11　視野検査 update　　編／松本長太
No. 12　眼形成のコツ　　編／矢部比呂夫
No. 13　視神経症のよりよい診療　　編／三村　治
No. 14　最新 コンタクトレンズ処方の実際と注意点
　　　　編／前田直之
No. 15　これから始める ロービジョン外来ポイント
　　　　アドバイス　　編／佐渡一成・仲泊　聡
No. 16　結膜・前眼部小手術 徹底ガイド
　　　　編／志和利彦・小早川信一郎
No. 17　高齢者の緑内障診療のポイント　　編／山本哲也
No. 18　Up to date 加齢黄斑変性　　編／髙橋寛二
No. 19　眼科外来標準検査 実践マニュアル　　編／白木邦彦
No. 20　網膜電図 (ERG) を使いこなす　　編／山本修一
No. 21　屈折矯正 newest―保存療法と手術の比較―
　　　　編／根岸一乃

2015 年

No. 22　眼症状から探る症候群　　編／村田敏規
No. 23　ポイント解説 眼鏡処方の実際　　編／長谷部聡
No. 24　眼科アレルギー診療　　編／福島敦樹
No. 25　斜視診療のコツ　　編／佐藤美保
No. 26　角膜移植術の最先端と適応　　編／妹尾　正
No. 27　流出路再建術の適応と比較　　編／福地健郎
No. 28　小児眼科診療のコツと注意点　　編／東　範行
No. 29　乱視の診療 update　　編／林　研
No. 30　眼科医のための心身医学　　編／若倉雅登
No. 31　ドライアイの多角的アプローチ　　編／髙橋　浩
No. 32　眼循環と眼病変　　編／池田恒彦
No. 33　眼内レンズのポイントと合併症対策
　　　　編／清水公也

2016 年

No. 34　眼底自発蛍光フル活用　　編／安川　力
No. 35　涙道診療 ABC　　編／宮崎千歌
No. 36　病的近視の治療 最前線　　編／大野京子
No. 37　見逃してはいけない ぶどう膜炎の診療ガイド
　　　　編／竹内　大
No. 38　術後感染症対策マニュアル　　編／鈴木　崇
No. 39　網膜剥離の診療プラクティス　　編／北岡　隆
No. 40　発達障害者(児)の眼科診療　　編／田淵昭雄
No. 41　網膜硝子体疾患の薬物療法―どこまでできるか？―
　　　　編／岡田アナベルあやめ
No. 42　眼科手術後再発への対応　　編／石井　清
No. 43　色覚異常の診療ガイド　　編／市川一夫
No. 44　眼科医のための救急マニュアル　　編／高橋春男
No. 45　How to 水晶体再建　　編／鈴木久晴

2017 年

No. 46　見えるわかる 細隙灯顕微鏡検査　　編／山田昌和
No. 47　眼科外来 日帰り手術の実際　　編／竹内　忍
No. 48　眼科における薬物療法パーフェクトガイド 増大
　　　　編／堀　裕一
No. 49　クローズアップ！交通眼科　　編／近藤寛之
No. 50　眼科で見つける！全身疾患　　編／平塚義宗
No. 51　酸化ストレスと眼　　編／大平明弘
No. 52　初診外来担当医に知っておいてほしい眼窩疾患
　　　　編／野田実香
No. 53　複視を診たらどうするか　　編／加島陽二
No. 54　実践 黄斑浮腫の診療　　編／大谷倫裕
No. 55　緑内障診療に役立つ検査ノウハウ　　編／中野　匡
No. 56　こんなときどうする 眼外傷　　編／太田俊彦
No. 57　臨床に直結する眼病理　　編／小幡博人

2018 年

No. 58　スポーツ眼科 A to Z　　編／枝川　宏
No. 59　角膜潰瘍の診かた・治しかた　　編／白石　敦
No. 60　進化する OCT 活用術―基礎から最新まで― 増大
　　　　編／辻川明孝
No. 61　イチからはじめる神経眼科診療　　編／敷島敬悟
No. 62　実践！白内障難症例手術に挑む
　　　　編／徳田芳浩・松島博之
No. 63　これでわかる眼内レンズ度数決定のコツ
　　　　編／須藤史子
No. 64　日常診療で役立つ眼光学の知識　　編／川守田拓志
No. 65　結膜疾患の診断と治療実践ガイド　　編／横井則彦
No. 66　もっと知りたいオルソケラトロジー　　編／吉野健一
No. 67　老視のすべて　　編／神谷和孝
No. 68　眼科医のための糖尿病トータルガイド
　　　　編／馬場園哲也・北野滋彦
No. 69　IT・AI 未来眼科学　　編／吉冨健志

2019 年

No. 70　主訴から引く眼瞼疾患診療マニュアル
　　　　編／根本裕次
No. 71　歪視の診断と治療　　編／今村　裕
No. 72　Brush up 眼感染症―診断と治療の温故知新― 増大
　　　　編／江口　洋
No. 73　これでわかる自己免疫性眼疾患　　編／堀　純子

No. 10 以前のバックナンバー，各目次等の詳しい内容は
ホームページ(www.zenniti.com)をご覧ください.

次号予告（6月号）

掲載広告一覧

アルコン　表4
オフテクス　36

知っておきたい稀な網膜・硝子体ジストロフィ

編集企画／浜松医科大学教授　　　堀田　喜裕

錐体杆体ジストロフィ……………………吉田　倫子ほか
ABCA4 遺伝子変異によって発症する
　Stargardt 病……………………………新井　英介
BEST1 遺伝子関連疾患…………………上野　真治
先天網膜分離症……………………………大石　明生
レーバー先天盲……………………………仁科　幸子
白点状眼症…………………………………彦谷　明子ほか
家族性滲出性硝子体網膜症と関連疾患……近藤　寛之
青錐体の関連する遺伝性疾患……………林　孝彰
眼底所見の正常な錐体ジストロフィ………角田　和繁
全身疾患を合併する網膜（硝子体）ジストロフィ
　………………………………………………久保田大紀ほか

編集主幹：村上　晶　順天堂大学教授	No. 74　編集企画：
高橋　浩　日本医科大学教授	糸井　素純　道玄坂糸井眼科医院院長

Monthly Book OCULISTA　No. 74

2019 年 5 月 15 日発行（毎月 15 日発行）
　　定価は表紙に表示してあります.
　　　　　　Printed in Japan

発行者　　末　定　広　光
発行所　　　株式会社　全日本病院出版会
〒 113-0033　東京都文京区本郷 3 丁目 16 番 4 号 7 階
　　　　電話　(03)5689-5989　Fax　(03)5689-8030
　　　　郵便振替口座　00160-9-58753
印刷・製本　三報社印刷株式会社　　電話　(03)3637-0005
広告取扱店　㈱メディカルブレーン　電話　(03)3814-5980

© ZEN・NIHONBYOIN・SHUPPANKAI, 2019

・本誌に掲載する著作物の複製権・翻訳権・上映権・譲渡権・公衆送信権（送信可能化権を含む）は株式会社
　全日本病院出版会が保有します.
・ JCOPY ＜(社)出版者著作権管理機構　委託出版物＞
　本誌の無断複写は著作権法上での例外を除き禁じられています. 複写される場合は, そのつど事前に, (社)出版
　者著作権管理機構（電話 03-5244-5088, FAX 03-5244-5089, e-mail: info@jcopy.or.jp）の許諾を得てください.
・本誌をスキャン, デジタルデータ化することは複製に当たり, 著作権法上の例外を除き違法です. 代行業者等の
　第三者に依頼して同行為をすることも認められておりません.